LA

MAISON DE HENRI IV.

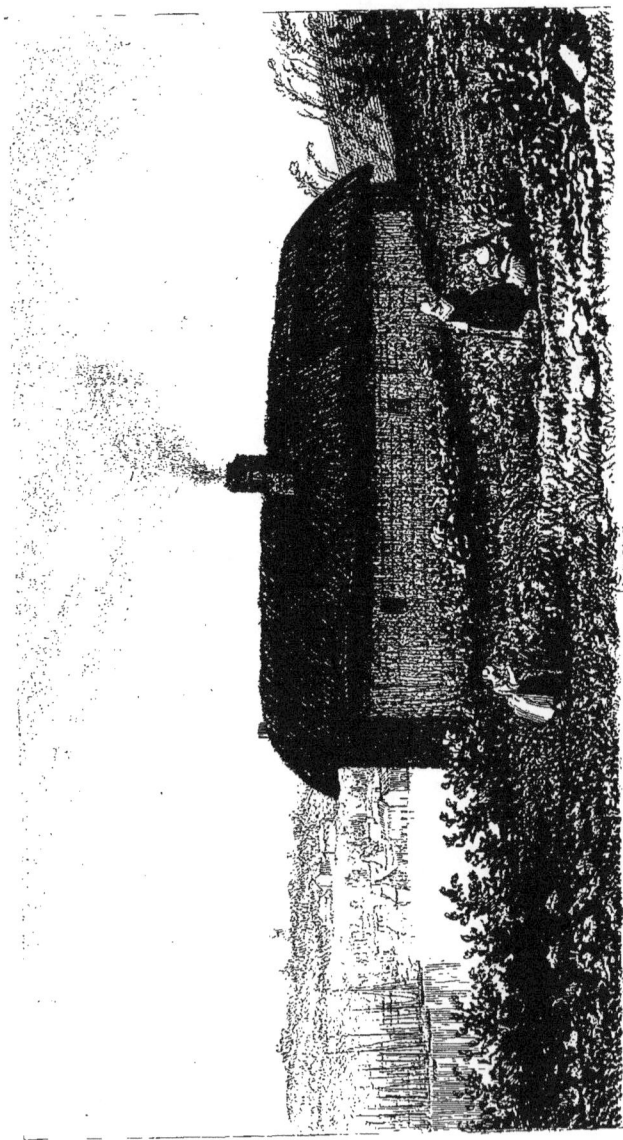

Dess.l et Gra par Ch.ᵉˢ Barbonnette.

MAISON DE HENRI IV

PRÈS DU POLET, FAUBOURG DE DIEPPE

Imp. Bertrel Q.ᵃⁱ de la Tournelle .15. à Paris

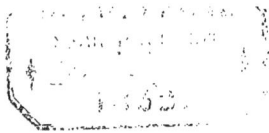

LA MAISON

DE

HENRI IV

PRÈS DU POLET, FAUBOURG DE DIEPPE,

DESSINÉE ET GRAVÉE PAR

CHARLES RANSONNETTE,

TEXTE PAR

P.-J. FERET,

Conservateur de la Bibliothèque et des Archives de Dieppe.

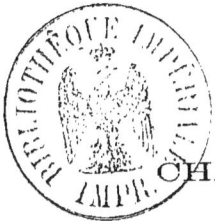

DIEPPE,

A. MARAIS, LIBRAIRE-ÉDITEUR, GRANDE-RUE, 41-43.

PARIS,

J. TARDIEU, RUE DE TOURNON, 13.

1861.

LA MAISON DE HENRI IV.

___

En commençant ce petit chapitre de guerre, je pense au dédain qu'a Monteil pour ce qu'il appelle l'*Histoire-bataille*.

« Vous allez, me dirait-il, vous allez, sur une chaumière, parée du titre de Maison d'Henri IV, parler de chefs royaux du peuple, de chefs militaires du peuple : prenez plutôt un sujet dans ma « Poétique de l'Histoire des divers États. »

» Il faut encourager chaque village, chaque chaumière à écrire le récit de ses faits, petits et grands.

» Vous avez, sous ce vieux toit, un jardinier qui entend son état; sa femme, qui travaille au soleil et à la lampe, comme l'épouse peinte par Virgile, dans ce charmant tableau que le Poëte oppose à la scène olympienne, où il s'agit de forger des instruments de bataille ; voici leur toute jeune fille, qui fait déjà des travaux d'aiguille, dignes de Minerve pacifique. Prouvez combien ces travailleurs, qui tirent tant du jardinage, sont braves et intéressants.

» Si vous voulez montrer le panache d'Henri IV, que ce soit le plumet de ce dieu Terme, que les anciens avaient mis à la garde des jardins. »

Quelle serait la tristesse du bon auteur de « l'Histoire des Français des divers États, » s'il voyait le canon rayé des Français, le canon Armstrong des Anglais, les expériences faites chaque jour pour atteindre à la plus grande portée, avec la plus grande précision de tir possibles l'ennemi à venir ; les monstrueuses bombes, qui abattent les murailles, ainsi que la tempête le chaume, percent les voûtes les plus épaisses, font sauter les magasins à poudre, dispersent des membres d'hommes, comme ces débris sans nom que jette l'ouragan !

D'un autre côté, le plus grand prosateur, en fait de logique, que peut-être il y ait de notre temps, déduisant à la manière d'Aristote, inexorable comme la fatalité, P.-J. Proudhon, dans son livre nouvellement publié, la *Guerre et la Paix,* veut que la Guerre soit une fonction de l'Humanité. Il en fait une fonction créatrice, lente à la manière des développements successifs de la nature.

— Hélas ! l'histoire de notre globe et de ses habitants n'est que commotions et guerres, depuis le granit jusqu'au diluvium, depuis l'énorme mastodonte jusqu'à l'insecte qui échappe même au microscope, depuis les géants jusqu'à nous.

La Paix est une rosée céleste. *Pax Cererem nutrit.* Même à Rome, dont l'épée était partout, on se livrait à la joie, lorsqu'on fermait le Temple de la Guerre. Leurs médailles, qui portent l'autel, dit l'autel de la Paix, *Ara Pacis,* furent frappées à l'immortelle mémoire de temps heureux.

Mais je vais rappeler des combats.

Dans ses *Antiquitez et Chroniques*, notre David Asseline a inséré les stances suivantes, qui furent comme un boute-selle, sonné dans les rangs de la vaillante Milice de Dieppe, au mois d'août 1589.

« Brave Jeunesse Effroyable à l'Espagne,
Qui pour le Roy vous venez enroller,
Il n'est plus temps de rien dissimuler :
Sus que chacun son Enseigne accompagne.

» Sonnez tambours, Effrayez la campaigne,
Fifres hautains éclattez dedans l'air,
Harquebusiers faictes tout esbranler
Et le Picquier ses armes ne desdaigne.

» Courez, entrez, à la bresche montez,
De ces Ligueux ne vous espouvantez.
Remplissez tout de butin et de gloire.
Comme un torrent, au milieu du danger,
J'ay faict ces vers pour vous encourager
Et pour avoir ma part à la Victoire. »

Le POLET, jadis *Villa de Poleto,* est un gros faubourg de Dieppe. La plus grande partie de ses habitants est de pêcheurs habiles, intrépides. Leurs petits bateaux, sur lesquels ils luttent contre les plus violentes tempêtes, ressemblent aux embarcations appelées *Biscayennes.* (Planches du Dict. de Marine, du Vice-Am. Willaumez.) Ce nom de Biscayennes semble indiquer une origine basque.

Les bords animés de la mer ont eu de grands rapports entre eux, depuis la plus haute antiquité.

Quand le Béarnais vint chercher là un appui contre la Ligue, il y trouva de bons compagnons, aussi vaillants, aussi dévoués que les fidèles, que les braves qu'il aurait eus à l'autre bout de la France, au pied des monts.

Le Poletais voit de son seuil la haute mer. Dans son labeur, en toute saison, il est plongé dans le creux, il est suspendu aux sommets mobiles des flots.

Le gros faubourg occupe le côté oriental du port, et va jusqu'au chenal par lequel entrent, sortent les navires, il le commande. Cette observation est importante, pour ce qui sera dit plus tard.

Outre le Hable qui, au flux, s'allongeait dans la vallée, les gens de l'Est étaient séparés ici des gens de l'Ouest, à marée basse, par le lit de trois rivières qui se joignent à 5 kilomètres de là. Ce sont l'Eaulne, la Béthune, la Varennes, celle-ci s'appelle aussi l'Arques. Maintenant, en approchant de Dieppe, ces mêmes eaux réunies ne prennent plus tout-à-fait leur ancien cours.

Il y avait, en 1589, d'un bord à l'autre, un beau pont de pierre, construit depuis environ une cinquantaine d'années.

Il a été détruit en 1830. Il ne s'accordait pas avec un Bassin-à-flot nouvellement ouvert.

———

Dans les premiers jours de l'automne dernier, mon ami l'habile peintre et graveur Charles Ransonnette était à Dieppe. De la mi-septembre à la mi-octobre, on a souvent, sur notre rivage, de délicieuses journées. Les contrastes d'ombre et de lumière augmentent, et produisent dans le paysage des effets que recherchent les artistes. La mer forme un bassin de nacre. Elle se voile au loin de vapeurs légères, horizons inconnus, où, sous le souffle de la brise, s'étendent, se mêlent les tons les plus fins du ciel.

On se rappelle la continuité des pluies de mil huit cent soixante.

Il profitait de quelques percées dans les nuages, de quelques ondes de soleil pour faire de bonnes études, dans nos environs, où il y a tant de sites, tant d'arbres, bizarres, tourmentés, qui peuvent défier les choses les plus fantastiques, tant d'harmonies de la terre et de l'eau, dignes d'un pinceau comme le sien.

« Vous devez connaître, me dit-il, une maison qui est près du Polet, et qu'on appelle *la Maison d'Henri IV ?* »

Je lui répondis : « Une vieille maison appelée ainsi, se trouve à la sortie du Polet, sur le chemin de la vallée, à gauche, au haut d'une berge fort élevée. On ne voit, quand on passe sur le chemin, qu'un pignon et une partie de toit de chaume. D'après la tradition, Henri IV s'est tenu là, quand Mayenne est venu l'assaillir, pour le jeter à la mer. »

« Si vous le voulez, ajouta-t-il, nous irons voir cette maison. »

Un sentiment honorable, pour son cœur, l'engageait sans doute à cette espèce de pèlerinage. Il a eu de belles fonctions d'artiste dans la Maison de Bourbon.

Et, malgré de gros nuages, le vent qui tamisait une pluie fine, nous y allâmes, une après-dînée d'octobre, vers le soir.

Nous montâmes un sentier étroit, escarpé, et nous eûmes la maison devant nous ; une chaumière, restée-là, dans l'invasion des constructions modernes.

Elle est habitée par M. Lavigne, jardinier, qui ayant

connu notre désir s'empressa de nous faire voir l'intérieur, et de nous conduire alentour. On entre du côté
du Nord. L'intérieur est peu éclairé. De petites fenêtres,
ouvertes au Sud, du côté d'Arques, vues de l'extérieur,
ressemblent assez à des embrasures de canon.

La maison est vieille. Plus d'une fois le maçon y a mis
la main, pour réparer les injures du temps; mais on y
trouve encore quelques parties qui s'accordent avec la
tradition.

M. Lavigne n'est pas indifférent sur la tradition atta-
chée à son toit. Il l'a recueillie; il n'en sait pas fort long,
car tout se borne à peu près à ces mots : *La Maison
d'Henri IV*. Il a entendu dire que le Roi mangea un
œuf, dans la pièce qui sert de cuisine. Il nous apprit
que la Duchesse de Berri, s'étant intéressée à ce vieil
abri royal, avait fait réparer le pignon que l'on voit
du chemin, et qui menaçait ruine, quand elle venait à
Dieppe, voilà trente ans passés.

Le peintre dessina une vue, prise du potager voisin :
c'est celle qui se trouve à la tête de cet opuscule.

Le lendemain, il en prit une du pied de la berge.

Et il m'offrit modestement de choisir.

« Je ferai la gravure, me dit-il, à vous le texte. »

La vue, prise du pied de la berge, comme effet pitto-
resque, est préférable à celle qui cependant a été pré-
férée. M. Ransonnette y a mis de l'abnégation, je dois le
dire.

Cette proposition de collaboration me flatta infiniment.
J'acceptai ; mais un peu légèrement. Car, quand je vins

à me demander quelle matière cette maison me four-
nirait, je ne la trouvai pas riche. Le repas, consistant
en un œuf, était encore loin de cette *Poule au pot*, qui,
selon une bonne parole de Henri, devait bouillir, sous
son règne, au foyer de la moindre chaumière.

Inventer un petit roman, en mettre ici au moins le
dénoûment, ne demandait pas un grand effort d'imagi-
nation. — Une belle Ligueuse, plus redoutable au roi
vert galant que toute l'artillerie de Mayenne, venait y
percer Henri de mille dards. — J'aime l'invention, la
fantaisie là où elles sont à leur place; mais mieux l'histoire
vraie et véritable, quand je puis la connaître, affirmer le
récit.

J'ai préféré la vue qui présente une face entière de la
maison (c'est celle qui est tournée au Sud, du côté où
étaient les assaillants,) parce que, me proposant de
rapporter à Dieppe ce que l'Histoire a attribué à la
Journée d'Arques, j'ai cru qu'il était bon d'offrir le plus
possible la vue de la chaumière qui fut très-probable-
ment un poste d'observation, où se tint le Roi, quand
Mayenne, en personne, commença la lutte, par une
attaque sur le Polet.

L'autre éloignait trop l'objet, et n'en montrait qu'une
partie sans caractère particulier.

D'ailleurs celle-ci ne manque pas d'effet. L'artiste,
saisissant la nature des lieux, indique que le Roi n'é-
tait pas loin de ces flots, dans lesquels on voulait le pré-
cipiter. Les arbrisseaux inclinent la tête, on sent le
vent de mer. Mais on aperçoit des mâts, dont la vue

inspire de la confiance. Henri a pour lui l'élément qui porte les larges flancs des navires. De là ses magasins, son arsenal.

Le récit de la lutte engagée sur ce rivage, entre Henri IV et Mayenne, est inachevé, pour le public. L'histoire professée, connue s'arrête sur le prologue, *Arques*.

La Journée d'Arques n'a point été une affaire décisive.

Sans les bons remparts de Dieppe, sans l'appui de ses bien Amez les Habitants de Dieppe et du Polet, sans la fidélité du Gouverneur Aymar de Chaste, le roi Henri était jeté hors de son Royaume.

Tel est mon thême, commencé le 11 de mai 1861.

Dans son *Histoire du Règne de Henri IV*, histoire couronnée, publiée en 1856, M. A. Poirson m'a devancé, ce dont je suis heureux.

« Les historiens modernes, dit-il, n'ont rien compris du tout à la lutte qui eut lieu entre Henri et Mayenne ; les termes mêmes dont ils se servent le prouvent. Il n'est question chez eux que de la bataille d'Arques, comme si les deux adversaires n'avaient combattu qu'un seul jour et s'étaient mesurés en plaine et en bataille rangée. Le succès du roi, dans cette supposition, serait une impossibilité. Dans les temps modernes, et entre Européens, il n'est pas donné à une armée trois fois moins nombreuse comme l'était l'armée royale, de vaincre en plaine une armée ennemie commandée par un chef habile, tel que l'était Mayenne, de l'aveu des deux partis. Les auteurs du XVIe siècle parlent partout de *retranchements* et *de siéges*, et mettent ainsi sur la voie de la vérité. Une étude sérieuse de leurs récits et une inspection attentive des lieux nous apprennent ce qui se passa réellement. Le roi et Biron, avec une souveraine habileté, évitèrent toute action générale, toute bataille rangée, et contraignirent Mayenne à leur faire une guerre de postes. » (Page 44, tome 1er).

Oui, c'est ce qu'apprennent une étude sérieuse des textes, une inspection attentive des lieux. M. Poirson a fait ces études. Il a lentement amassé les matériaux de son monument ; il a visité les lieux. Et, pour ce qui regarde nos environs, j'ai eu l'honneur de l'accompagner autour de la vallée d'Arques.

Je veux même, touchant *les retranchements* et *les siéges* d'ici, donner plus de développement qu'on n'en trouve dans sa rectification, enlever une petite phrase, reste d'anciennes études ; car, à quelques lignes de là, ces mots se sont glissés sous sa plume : « La victoire d'Arques le consacra auprès de tous ceux qui voulaient la fin des troubles. »

Cette conclusion, il est vrai, peut s'entendre de l'effet produit par les historiens.

— « Amour de clocher ! A quoi bon les détails ? Qu'importe le lieu de la victoire ? »

J'aime mon clocher, il est vrai. Quant aux détails, si on veut les mettre de côté, il y aura grande simplification : des histoires il ne restera guères. Je le demande, que restera-t-il de l'Histoire du Consulat et de l'Empire ? que l'Académie vient cependant de couronner, après une longue lutte de bulletins.

Il existe une très-grande confusion de faits, de dates, dans les relations de ce qui s'est passé à Arques et sous les murailles de Dieppe. Celui qui cherche à débrouiller les détails est à tout instant porté à y renoncer.

Le Duc d'Angoulême dit dans ses Mémoires : « Je ne saurois m'empescher de faire une digression sur la diversité des historiens de nostre temps, non pour m'en plaindre, puisqu'ils m'ont mieux traité dans leurs escrits que mon merite ne les y obligeoit, mais pour faire voir

qu'ils ont esté si mal instruits ou si interessés, que dans
la premiere et la plus grande action qui se soit passée
dans le regne du plus grand roy du monde, ils y ayent
fait trouver ceux qui n'y estoient pas, et donné des
eloges à des personnes qui ne les meriterent jamais. »

———————

Dans le conseil tenu au camp de Clermont, à 63 kilomètres N. de Paris, il fut décidé que la petite armée, qui
allait manœuvrer sous les ordres du Roi, irait en Normandie, où elle se trouverait à portée des renforts que
Longueville et d'Aumont devaient recruter en Picardie,
en Champagne ; et des secours de l'Allemagne, qui n'é-
taient qu'à quelques journées ; et de l'aide de la ville de
Caen, ville importante ; et des envois d'hommes, d'argent d'Écosse, d'Angleterre, de Hollande, la mer étant
au Roi, et à ses auxiliaires.

Dieppe, place forte, et port de mer, était, pour ce
plan de campagne, d'une grande importance.

On y trouvait un excellent centre d'opérations, qui de
plus offrait les avantages que Vauban exposa plus tard,
en 1699.

Henri et Biron avaient évidemment compris les avantages généraux ; le Roi put saisir les particuliers, lorsqu'il vint visiter Dieppe, le 26 d'août.

Vauban, proposant de rétablir Dieppe dans sa force,
de tirer grand parti des positions qu'y présente la
nature (la ville avait été démantelée en 1689), disait :

« Le pays des environs de ceste ville est un des meilleurs du Royaume,
et des plus fertiles.

. . . .

» Le siege en sera d'autant plus difficile qu'il faudra de necessité trois corps d'armée ou l'equivalent, indépendants l'un de l'autre, sçavoir un de mer, et deux de terre : je dis deux de terre parce que la communication ne se pourroit faire que par le pont d'Arques, qui est à une grande lieue au-dessus de Dieppe. »

Le grand ingénieur explique pourquoi l'armée ennemie serait forcément séparée en deux corps. — La vallée d'Arques, inondée, empêcherait la jonction des opérations.

Il montre combien l'assiégeant serait exposé aux coups d'une armée de secours, avec laquelle les assiégés pourraient communiquer, à l'aide de chaloupes, gabarres et bateaux plats du port.

Puis, se ·plaçant à Dieppe à l'inverse de la défense nationale, il fait voir qu'un ennemi maître de la mer, et qui viendrait là se couvrir, même d'ouvrages temporaires, ne pourrait guère être forcé. Ce passage mérite attention.

Voici donc les ennemis débarqués :

« Avec un corps de huit à dix mille hommes qui pourroit estre suivy d'un autre de pareille force deux ou trois jours après, et, celui-cy de beaucoup d'autres, jusqu'à former une armée complette ; car ils seront toujours maistres de la mer.

» Pour lors en moins d'un mois de temps, s'ils sont bien preparés, ils pourront la mettre (la ville) en quelqu'état de defense, employant journellement six ou sept mille hommes à la fortification, pendant que le surplus de leur armée prendra un poste près de Dieppe, où, se retranchant avantageusement, il attendra en patience que la fortification soit achevée, laquelle n'estant que de terre ou de gazon fraisée et palissadée sera bientôt en estat d'être conférée à la garnison, après quoy l'armée ennemie prenant la campagne se feroit bientôt sentir au pays des environs, et, nos armées occupées alors sur la frontiere, à 50 ou 60 lieues de là, auroient beau faire diligence pour s'y acheminer, y trouvant l'ennemy bien posté et retranché, comme on dit, jusqu'aux dents, elles ne seroient gueres en estat de le forcer, ni de le renvoyer chez luy ; car ce pays est plein de bons postes, aux environs de Dieppe, où il est aisé de faire des camps sûrs. Pour lors à quelles extremités ne seroit-on pas reduit, si trouvant là une armée bien retranchée, une place en estat de soutenir les ennemis maistres de la mer qui leur apporteroit abondamment leurs besoins, nous estions reduits à garder les bords de la Seine, de l'Oyse et de la Somme ? »

Pour comprendre, à l'aide d'un fait moderne, cette forte position de Dieppe, qu'on se figure Sébastopol défendu par une armée maîtresse de la mer, contre un ennemi venant de l'intérieur, et obligé de traîner son artillerie par de mauvais chemins, exposé à subir des lenteurs, dans ses approvisionnements, ses renforts.

Dieppe et la Vallée d'Arques, celle-ci livrée à l'inondation, ont beaucoup de rapport avec Sébastopol et sa rade. Le château d'Arques est placé comme la Tour Malakoff.

Mais à Sébastopol la partie forte est au Nord, ici elle était à l'Ouest.

Le Roi de France, tirant de grands secours de la mer, trouvait dans Dieppe tous les avantages déduits par Vauban, dans la supposition d'une armée maîtresse de la mer. De plus il avait autre chose que des ouvrages de campagne ; il avait une place forte, il avait les solides poitrines des bourgeois de Dieppe et des matelots du Polet.

L'extrait que l'on vient de lire explique parfaitement la position d'Henri IV et celle de Mayenne, dans les journées de septembre et d'octobre. C'est là toute la campagne.

Selon les idées actuelles, un Monarque français, s'appuyant sur l'étranger, serait indigne.

Et cependant la couronne étant héréditaire, l'héritier, pour soutenir son droit, fera-t-il difficulté de demander des armes au dehors, contre la rébellion de ses sujets?

Et d'ailleurs, dans ces troubles profonds, où la France se voyait plongée, la Ligue était entretenue par le puissant Philippe II d'Espagne, était soutenue par le souverain Pontife, Sixte-Quint, non moins redoutable que ce Philippe, ambitieux catholique, inquisiteur cruel. Tout l'or, venant des Indes, était joué à ce beau jeu, par l'Espagnol, qui, de son aveu, sacrifia une somme, évaluée sous son règne à quinze cents millions, pour acheter la France, et reconquérir la Hollande.

Elle avait aussi ses allemands, ses *Reuter,* ses *Landsknechte.*

Ainsi, dans cette pauvre France désunie, l'Étranger était partout. Le pouvoir et la puissance de la Nation, dans la personnification nommée le Roi, n'était nulle part.

Et cette Milice monacale qui, le froc sur la tête, l'arquebuse sur l'épaule, faisait des processions dans Paris, la ville de l'Université, des libertés de l'Église gallicane, et qu'ils appelaient le Trône de la Sainte-Union, n'était-ce pas aussi l'Étranger?

———————

Aymar de Chaste, Commandeur de Lormeteau, Vice-Admiral de France, Gouverneur, pour le Roy, de Dieppe,

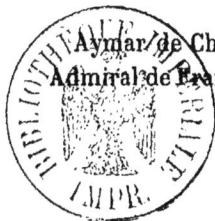

2

Lieutenant pour Sa Majesté au Bailliage de Caux, était un capitaine vaillant et habile [1].

Les lettres de provision, par lesquelles il était nommé à ce gouvernement, furent registrées au greffe de la ville, le 31 de mars 1583.

Il était envoyé par Joyeuse, Gouverneur de la Normandie. Ils avaient des liens de parenté. Ce pouvait être une grande source de faveurs. Tout était à Joyeuse. Le mariage de ce favori avait coûté à la France, dans ces temps si malheureux, un million deux cent mille livres. Mais de Chaste a dû être attaché de cœur à la cause royale. On verra tout-à-l'heure ce qui est dit de sa mort. — Henri IV le conserva dans ses bonnes graces et son estime, au plus haut point.

Henri III l'avait employé pour remettre en ses États Don Antoine de Portugal.

Il lui donna le Bénéfice de l'Abbaye de Fécamp.

L'ordre auquel appartenait le Commandeur pouvait posséder ces Bénéfices.

Henri IV l'envoya, avec une armée navale, nettoyer les côtes de Bretagne qu'infestaient les pirates, le fit Lieutenant général de la Nouvelle-France, (le Canada).

De Chaste, bien que vieux alors, se proposait, avec l'agrément du Roi, de quitter son gouvernement de Dieppe, pour fonder véritablement en Amérique cette nouvelle France, lorsque la mort l'arrêta.

---

[1] On trouve son nom diversement écrit : Emar de Chate, de Chattes, Aimar de Chastes. J'ai suivi l'orthographe, noms et qualités, d'un Permis de lever des hommes de guerre, donné et signé de lui, le 5 d'avril 1591.

Cette pièce appartient à M. Marais, libraire.

Je pense qu'Emar, Aimar, Aymar sont des abréviations diversement orthographiées d'Adémar, Adhémar.

Ce fut par son entremise, et sous ses auspices, que le grand voyageur Samuel Champlain y alla.

Sa guerre de partisan, sur des rayons d'une douzaine de lieues, partant de Dieppe, offrirait maint sujet à un bon pinceau.

Les châteaux étaient pris, les falaises escaladées ; les bandes de ligueurs chassées du passage des ponts, des haies des vallées, des monts couverts de joncs marins, des villages boisés, se voyaient poursuivies sans relâche, dispersées dans les plaines.

Il sut, à ce qu'il paraît, contenir les catholiques et les protestants. Ceux-ci comptaient pour beaucoup dans Dieppe, où ils avaient été les plus forts. Il fut ferme, rigoureux même. Nos chroniqueurs s'accordent à répéter que tous l'estimèrent.

Comme il pouvait douter d'abord des intentions des catholiques à l'égard de la Ligue, il fit revenir d'Angleterre des protestants qui s'y étaient retirés. Il faut que la loyauté de ses intentions, que la fermeté de son caractère aient été bien connues des catholiques, pour que ce retour ne leur ait pas fait ombrage.

Dans son Histoire de Dieppe, M. Vitet le représente : « Homme d'honneur, d'esprit et de conduite, plein de mesure et de raison, catholique modéré et fort avant dans le parti *politique,* parti naissant alors, mais qui devait un jour survivre à tous les autres, » et, d'un trait, il montre combien est pénible, laborieux, ingrat, méritoire le rôle de celui qui tient tête à l'anarchie dans ces temps de troubles et de passions.

Aymar ayant épuisé, dit-on, sa fortune au service du Roi, on ne trouva pas à sa mort de quoi fournir aux frais des funérailles. Ce fut le Cardinal de Joyeuse, Archevêque de Rouen, son parent, qui y pourvut.

L'Ordre de Malte abandonna sa succession.

Il était de la Langue d'Auvergne.

Ses armes portaient au chef une grande croix de Jérusalem.

Ses cendres sont conservées non loin du château, dans l'église de Saint-Remi.

On fit, il y a trente-quatre ans, pour les honorer, une cérémonie funèbre.

En parler ici nous arrêterait.

Je dirai seulement que ses restes ayant été inhumés, en 1603, chez les Pères Minimes, dont il avait été le bienfaiteur, et l'église devant être détruite, M. de Viel-Castel, homme pieux, porté à la vénération, sous-préfet de Dieppe, eut l'idée de les faire transporter de cette église à Saint-Remi. Cela fut en 1827.

Les canonniers bourgeois (dénomination qui avait été conservée), dont l'institution remontait loin, et dont les pères avaient, selon la tradition, servi le canon du château d'Arques, sous Henri IV, s'empressèrent, avec un sentiment traditionnel, de rendre les honneurs militaires aux cendres du vieux Gouverneur.

J'ai vu ses restes, assez bien conservés, dans leur enveloppe de plomb, ouverte un instant par le plombier qui y fit de nouvelles soudures. Un rayon de soleil y entra. J'ai de ce cercueil ouvert un dessin, fait par feu mon frère, dont le crayon exprimait si bien le caractère des choses antiques.

La nouvelle de la mort d'Henri III arriva à Dieppe le 5 d'août.

Le Gouverneur de Chaste fit assembler à l'Hôtel-de-Ville, les gentilshommes et les bourgeois, les exhorta à vivre en paix, les assurant qu'il les garderait au péril de sa vie.

Il appela au château les capitaines des compagnies bourgeoises, et leur fit, ainsi qu'à la garnison, prêter serment de fidélité à Henri de Navarre, après avoir établi les droits de Henri à la couronne.

Il envoya au Roi l'hommage des sentiments des habitants de son gouvernement.

Le 11 fut apportée la déclaration suivante de Henri IV. Elle était datée du 2, au Camp de Saint-Cloud.

« Chers et bien amez, la rage et la cruauté des Ennemis du Roy et de l'Estat les a poussés si avant que d'avoir faict entreprendre malheureusement sur sa vie par le Jacobin introduit de bonne foi pour la reverence de son habit à luy parler en sa chambre, hier au matin, où il luy auroit donné un coup de cousteau dans le ventre qui ne monstroit le danger au premier appareil, ni tout le long du jour, neanmoins il a rendu l'ame ceste nuict, laissant à ses serviteurs un extreme deplaisir, tous bien resolus d'en poursuivre avec nous la justice, à quoy de nostre part nous n'y espargnerons la derniere goutte de nostre sang, puisqu'il a pleu à Dieu nous appeller en son lieu et place à la succession de la couronne, ayant deliberé de donner aussy les meilleurs ordres que faire se pourra avec le bon conseil et advis des Princes et autres principaux Seigneurs à ce qui sera du bien et de la conservation de l'Estat, sans y rien innover au faict de la religion catholique, apostolique et Romaine, et à la conservation de nostre pouvoir comme nous en ferons plus expresse et particuliere declaration, et ne ferons aussy en ce qui concerne l'Estat aucune chose qui ne soit trouvée bonne, sur quoy nous avons bien voulu vous écrire la presente pour vous asseurer de nostre bonne intention, à ce que vous soyez d'autant plus confortez à perseverer en la fidelité que vous avez par cy devant gardée à vostre Roy, vous asseurant que ce faisant vous recevrez de nous le meilleur traictement et soulagement qu'il nous sera possible. Sur ce, nous prions Dieu, etc. »

D'un commun accord on créa quatre nouvelles compagnies bourgeoises, dont les capitaines furent élus à la pluralité des voix.

Les munitions de guerre ne manquaient pas, la Commune en ayant fait acheter en Angleterre.

Cette Milice bourgeoise était exercée et aguerrie. Elle avait eu sa chaude part dernièrement, dans la guerre allumée par le schisme. Et d'ailleurs cette ville de Dieppe ne gardait-elle pas la brave tradition des combats livrés par ses anciens, tant sur terre que sur mer ? Presqu'en tout temps on avait guerroyé sous ses murailles. Ses archers, portant hoquetons de gueules et d'azur, couleurs de la Commune, abattaient, devant le Dauphin (en 1443), les anglais de Talbot, sur la Bastille du Polet ; trente-quatre ans étaient à peine écoulés, depuis que les *Lougres* de Dieppe, des espèces de Dragons marins, ailés, armés de dents de fer, lançant au loin leurs dards enflammés, (bien autre chose que ce futur fantôme d'*Armanda,*) avaient détruit, dans le Pas-de-Calais, une grosse flotte Flamande-Espagnole , au milieu d'une affreuse mêlée, de flammes rapides comme la tempête ; un des plus terribles embrasements qu'on ait vus, une des plus horribles batailles données sur les flots.

Dès 1339, les nefs de Dieppe se distinguaient, par leur audace et leur légèreté, au siége de Southampton. Elles combattirent avec une valeur extrême à la bataille de l'Ecluse ; et, si toute la flotte avait manœuvré comme firent nos hommes, la France remportait la victoire.

Les catholiques dieppois étaient bons catholiques, leurs anciennes fondations religieuses le prouvent; ils étaient opulents en biens, en argent. Le Maréchal de Vauban dit qu'il n'y en avait pas un, avant le bombardement, qui ne possédât quelque chose. On comptait en ville une soixantaine de chefs de famille, riches de 50 à 500,000 livres de bien, de ce temps-là). Cette bourgeoisie, rudement troublée par la guerre religieuse, n'en gardait pas moins la sapience normande. Elle voulait enfin un État assis. La Ligue levait trop de têtes épouvantables; on l'avait prise en aversion, à Dieppe.

Un Père Minime, qui devait prêcher le carême, fut refusé, rien que sur le soupçon que ce pouvait bien être un *ligueux,* attendu qu'il venait de Paris.

La haute noblesse cherchait à ressaisir le pouvoir féodal, son vieux partage de la conquête. Les descendants se souvenaient d'avoir ouï parler du bon gâteau de la *Ligue du bien public.* Ils en voulaient un.

De chaque côté, catholiques ou protestantes, les grandes Maisons tendaient à cela.

Biron disait : « Le jour est venu de faire nos affaires. »

Et la souveraineté du Périgord lui était donnée.

Le catholique d'Epernon reconduisait, dans l'Angoumois, pour s'y établir, sept mille soldats, sous sa bannière.

Le calviniste de la Trémouille, abandonnant le Roi, allait s'installer dans le Poitou, avec neuf bataillons.

Le Maréchal D'Aumont avait les Gouvernements réunis de la Champagne et de la Bourgogne.

Le Grand-Prieur enlevait la charge de Colonel-Général de l'Infanterie française ; etc.

La défection dégarnissait le camp de Saint-Cloud, où

Henri était venu s'unir à Henri III. Le nouveau Roi
avait besoin de grands renforts, quand il commença sa
campagne de Normandie. Il ne comptait guère alors
avec lui plus de dix mille hommes. Il est très-difficile
de bien connaître les forces de ces armées, les départs,
les retours les changeaient d'un jour à l'autre, d'une
heure à l'autre.

Les Communes allaient encore rendre un grand service.
On put donner à leurs forces réunies contre l'incendie,
ce nom qu'en Allemagne on applique à la levée su-
prême, *Landsturm,* quelque chose comme le Tocsin du
pays.

Dire que leur concours était complètement désinté-
ressé, purement national, ce serait donner à la bourgeoisie un trop grand rôle. Mais, après tout, ce Tiers-
État était le grand corps et l'esprit du vieux et beau
pays gaulois. Il ne demanda guère que la confirmation
de ses chartes, grande chose de ce temps-là, franchises,
conquêtes, bases du solide édifice de l'Etat français.

Il y eut en faveur d'Henri IV, une salutaire action
communale. Donner la liste des villes qui du Nord au
Midi se déclarèrent pour lui, ce serait sortir de mon
cadre.

Le 19 d'août Caen, qui devait lui rendre de grands
services, reconnaissait le Roi. La partie fidèle du Par-
lement de Normandie s'y était rendue, conduite par
l'illustre Claude Groulard, premier Président. Claude
Groulard était de Dieppe.

Dans un article, intitulé *Henri IV et la Satire Ménippée,*
publié en décembre dernier, dans la *Critique française,
Revue philosophique et littéraire,* M. Henri Forneron
montre parfaitement l'entrée des Communes dans cette

lutte, et, selon une expression du Duc de Rohan, le miracle opéré alors. Moins bien éclairé sur les détails des combats que sur la question qu'il traite, M. Forneron fait aussi de la Journée d'Arques un combat décisif.

Mais il fallait avant tout résister à l'ennemi puissant, qui allait pousser la petite armée royale, l'épée dans les reins, il fallait donner aux forces éparses le temps de se mouvoir de concert.

Henri IV fit une attaque sur Rouen. Ce ne fut vraisemblablement qu'une feinte pour attirer Mayenne. Il avait peu de forces ; mais on le savait audacieux.

On dit même que les bourgeois de Dieppe, le pressaient de pousser le siége, lui offraient d'en faire les frais, de lui envoyer des hommes, de l'argent, mais qu'il ne jugea pas à propos de mener les choses à ce point.

Il se plaça à l'Orient, dans la vallée de Darnetal, et probablement sur le bord de la Seine ; car, à Lescure-lez-Rouen, existait encore, il n'y a pas trois ans, un vieux château, où, disait-on, il avait établi son quartier général.

Le peuple a mis en maint lieu des pavillons de ce général, comme il a mis par toute la France des camps de César.

Le Roi partit de Darnetal le 25 d'août, avec 500 chevaux, pour venir à Dieppe. Il coucha à Longueville, où Aymar de Chaste, accompagné de la noblesse, et des plus apparents de la ville, vint le saluer et l'assurer de la fidélité des habitants.

Le lendemain le Gouverneur monta encore à cheval et, suivi de sa cornette blanche, alla à une lieue recevoir Sa Majesté.

Henri IV entra joyeusement dans la place. On sait combien son air était franc et bienveillant. Toute la fière Milice bourgeoise se tenait sous les armes, et elle le couvrit d'acclamations. Les clefs lui avaient été présentées. On le conduisit dans la belle maison, qui venait de la fortune du fameux armateur Ango.

Ce jour-là fut le premier, à ce qu'il a dit depuis, qui lui fit goûter le plaisir qu'il y a d'être Roi de France. (Mézeray).

Le lendemain, il visita le château et la citadelle, qu'il trouva en très-bon état, témoigna toute sa satisfaction au Gouverneur, lui en confia expressément la garde, et il porta la garnison de 200 à 500 hommes.

Trois compagnies furent envoyées attaquer Neufchâtel, qui se rendit par composition. Neufchâtel est vers la source de la Béthune, de cette rivière qui vient se jeter à Dieppe.

Après avoir considéré toutes les forces de la ville, les avantages du pays environnant, la commodité du port, connu par lui-même l'excellent esprit et la bonne tenue de guerre des habitants, le Roi résolut de faire de Dieppe la base de ses opérations.

La confirmation qu'il donna des Priviléges de la ville portait déjà : *Au camp de Dieppe, au mois d'août, l'an de Grace* 1589.

Il dépêcha vers la reine d'Angleterre le sieur Philippe du Fresne, qui s'embarqua sans retard.

D'après un récit du Maréchal Caumont de La Force, (Manuscrit de la Bibliothèque impériale, publié par

M. A. Deville à la fin de son Histoire du Château d'Arques), le Maréchal de Biron était venu avant le Roi visiter les lieux et, dans un rapport fait à son retour, il avait montré combien Dieppe, Arques, et la vallée qui va de Dieppe à Arques, offriraient d'avantages militaires, si on s'y établissait. Les raisons données par ce grand capitaine de la fin du xvie siècle, sont, ainsi qu'on peut le voir dans le récit de La Force, appuyées sur des considérations semblables à celles que développa Vauban.

Le Roi, selon le Journal manuscrit de Bichot, retourna le 29 à Darnetal, ce qui s'accorde avec les Mémoires du Duc d'Angoulême.

Je ferai bon usage de ces Mémoires.

Charles de Valois, Duc d'Angoulême, était de demi-sang royal, fils de ce triste roi, à qui l'on fit faire la Saint-Barthélemy. Ces jeunes gens avaient un rang à la Cour, et, jusque sous Louis XIII, l'honneur de manger à la table du roi leur fut accordé. Charles de Valois était fort jeune, 16 ans, quand se passèrent les choses qu'il raconte ; mais, il les avait vues à l'âge où tout se grave bien dans la mémoire. Il se nommait alors Comte d'Auvergne. Henri III le traita avec affection, et dit un jour au vieux Maréchal de Biron, à qui il le présentait : « Mon père vous avez esté le premier qui m'avez monstré le mestier de la guerre : je vous prie d'en faire autant pour mon nepveu, car j'en veux faire un pont entre mes ennemis et moy. » Henri IV eut pour lui les mêmes bontés. Le Duc d'Angoulême, dans ses Mémoires, témoigne de sa gratitude pour les deux rois. Cependant il entra dans la trahison de Biron fils, et il fut emprisonné pour le reste de sa vie. Louis XIII lui ayant rendu la liberté, il reprit la carrière des armes. Il était brave, il avait été à bonne école.

Il combattit, tant à Arques que dans les champs de Dieppe, sous les yeux du Roi et du Maréchal de Biron; il sut tout, vit tout : je ne saurais donc puiser à meilleure source.

Il ne les écrivit que dans sa vieillesse. Il a pu intervertir quelques dates, l'ordre de quelques faits, sans importance : je ne m'arrête pas à cela.

Cependant Mayenne, avec l'argent de la Ligue, et les ressources que lui offrait la capitale, ayant formé une armée triple de celle du Roi, partit de Paris le 27 d'août. Ses troupes se grossirent en route.

Elles marchaient avec la certitude d'un triomphe prochain.

Elles avaient à leur tête un capitaine habile, sinon heureux.

Ils étaient au moins trois contre un ; ils allaient jeter à la mer Henri et sa petite armée.

Beaucoup de Parisiens auraient préféré aux noyades, un beau spectacle. Plusieurs d'entre eux avaient même loué des fenêtres, rue Saint-Antoine, dans l'espoir d'y voir passer l'hérétique, l'excommunié prétendant au trône, bien lié, bien garotté, conduit à la Bastille.

Le Roi revint à Dieppe le 8 de septembre.

Son armée avait levé le siége de Rouen le 2, et elle avait poussé une forte reconnaissance jusqu'à Eu, pour s'en emparer. Cette petite place, à 7 lieues Nord-Est de Dieppe, formait, ainsi que celle de Neufchâtel, un poste avancé, dont l'occupation était importante.

Le Duc d'Angoulême donne l'itinéraire.

L'armée couche le 2 à Cailly.

Le 3 à Torcy-le-Grand.

Le 4 à Envermeu, où elle fait séjour.

Le 6, elle arrive devant Eu.

Le 7, elle y fait séjour, ainsi qu'à Tréport.

Le 8, par une contre-marche, elle vint à Arques, où elle commença à se retrancher.

La date de la prise d'Eu, portée dans cet itinéraire, ne s'accorde pas précisément avec celle que donne le Roi, dans une lettre écrite du retranchement d'Arques, le 9, à la Comtesse de Gramont. Cette belle veuve, au pays basque, était aimée de Henri, et elle le lui rendait. Pour soutenir la cause de son royal ami, elle vendait ses diamants, aliénait ses bien, levait une armée.

Voici ce souvenir, ce billet écrit d'Arques, au son du tambour.

« Mon cœur, c'est merveilles de quoy je vis au travail que j'ay. Dieu ait pitié de moy et me fasse misericorde, benissant mes labeurs, comme il faict en despit de beaucoup de gens. J'ay prins hier Eu. Les Ennemis qui sont forts, au double de moy, à ceste heure, m'y pensoient attraper. Ayant faict mon entreprinse, je me suis rapproché de Dieppe et les attens à un Camp que je fortifie. Ce sera demain que je les verray, et espere avec l'Aide de mon Dieu que s'ils m'attaquent ils s'en trouveront mauvais marchans. Ce porteur part par mer. »

Henri IV a beaucoup aimé, et l'Histoire lui a beaucoup pardonné. Les beaux sentiments naturels ne s'étaient

point affaiblis en lui. Il a donné un des plus grands exem-
ples qui puissent descendre du trône. Dans l'antiquité,
dans les sociétés modernes, nul homme n'a montré plus
que lui de tendresse paternelle. Le compte qu'il se faisait rendre minutieusement de la vie du Dauphin est
un vrai monument de l'amour d'un père. Vu d'en bas,
on sourit, vu d'en haut, on s'incline.

Mais, l'orage vient de France, comme disent nos
paysans normands.

La petite différence qui existe, entre la date du
Comte d'Auvergne et celle du Roi, est insignifiante.

Si le vieux Maréchal de Biron s'était fait largement
pouvoir, au moins servait-il bien.

Le Roi et lui étudièrent ensemble le terrain.

Le château d'Arques était une excellente tête de défense.

Aymar de Chaste l'avait repris, à l'aide d'une ruse, peu
de jours après son arrivée au gouvernement de Dieppe.

Des soldats et des bourgeois, sous les ordres des capitaines Gonnau et Bouchard, (les Bouchards étaient
riches bourgeois de Dieppe,) vêtus en matelots, allèrent
se promener par là. La sentinelle, les voyant sans
armes, ne se méfia point d'eux. Cependant arrive un
poissonnier, offrant du poisson frais. Le pont-levis s'a-
baisse devant lui. C'était un rusé compère, peut-être un
vieux flibustier. On débat le prix, les autres tirent leurs
armes cachées, fondent sur la garde, la forcent, se ren-
dent maîtres de la place.

Sous les ordres du Roi et de Biron, on éleva quelques

ouvrages extérieurs, on traça un camp, entre les marais et la lisière de la forêt, sur le côteau de Saint-Étienne, qui présente, au Nord, une pente opposée aux collines qui sont du côté d'Arques.

On tira aussi des lignes entre Arques et Dieppe.

Le faubourg du Polet n'était point en état de défense, et pourtant il fallait le garder, coûte que coûte ; il n'y avait, de ce côté-là, qu'un fort, qui ne valait pas grand'-chose, placé sur la falaise, à l'entrée du hable.

Le Roi, en traversant la plaine, s'y transporta, commanda de retrancher un moulin qui s'élevait à la tête, fit comprendre dans ce retranchement des chemins creux, palissader, barricader toutes les avenues.

Les habitants de Dieppe et du faubourg, hommes, femmes, enfants, soldats, capitaines se mirent à l'œuvre, et, en moins de trois jours, tout fut achevé.

Ainsi le savant ingénieur Tolteben nous opposait, il y a sept ans, à l'Ouest de Sébastopol, des défenses sortant de terre.

Le Roi confia ces ouvrages à Monsieur de Châtillon, et nos Mémoires, ainsi que Dupleix, ajoutent à Monsieur de Guitry.

Il y logea son infanterie française d'élite, qui fut flanquée avec les braves Poletais.

Pour découvrir les approches, on abattit le village de Neuville, moins l'église et deux maisons de briques.

D'après les Mémoires Chronologiques de Desmarequest, M. de Chaste avait déjà fait élever une redoute entre ce village et le Polet.

Les Bourgeois avancèrent 12,000 écus, pour la solde des troupes [1].

Mayenne approchait, il avait repris Neufchâtel et Eu.

Le Roi ne comptait guères, pour lui faire face, dans la position d'Arques, que 5 à 600 chevaux et 4,800 hommes d'infanterie.

On ne sait pas au juste combien de troupes stationnaient dans Dieppe. Le Maréchal de La Force dit 2,000 hommes. M. de Châtillon amena, au plus fort de la Journée d'Arques, 500 arquebusiers, tirés de la garnison du Polet. Mais le tout n'était pas considérable.

Au départ de Darnetal, on comptait approchant 9,000 hommes.

Je ne trouve rien, dans nos Manuscrits, qui puisse faire connaître le nombre des bourgeois sous les armes. Ils devaient être environ mille à douze cents hommes dévoués.

L'armée était pourvue d'artillerie suffisamment, et d'ailleurs Dieppe en pouvait fournir; Dieppe offrait aussi ses adroits canonniers.

L'armée de la Ligue, d'après la lettre du Roi, était au double de celle d'Arques, soit 18,000 hommes, et le Roi devait être bien informé.

[1] Dans les États généraux, tenus à Blois sous Henri III, on fixa provisoirement la valeur de l'Écu d'or à 65 sols, et c'est de cet écu qu'il s'agit. 20 sols d'alors feraient à peu près 6 fr., d'aujourd'hui.

Cependant le Duc d'Angoulême la porte à plus de 30,000 hommes de pied, et à 7 ou 8,000 chevaux.

Voici les autres évaluations, prises dans les Mémoires du temps.

Les Économies Royales, 8,000 chevaux et 25,000 hommes de pied.

La Chronologie Novenaire, plus de 25,000 hommes.

D'Aubigné, 28,000.

Les Mémoires de la Ligue, 20,000, environ.

Le Maréchal de Caumont La Force, environ 30,000 hommes de pied et 8,000 chevaux.

Le Sire de Belin, Maréchal de Camp, amené prisonnier devant le Roi, la disait de 10,000 chevaux et de 30,000 fantassins.

Mais n'essayait-il pas d'intimider le Roi, qui l'interrogeait? et qui le voyant chercher des yeux l'armée royale lui dit : « Belin, vous ne les voyez pas tous, car vous n'y comptez pas Dieu et le bon droit qui m'assistent. »

Enfin les ligueurs publiaient qu'ils avaient de 20,000 à 30,000 combattants.

Il résulte beaucoup d'incertitude de tous ces chiffres.

Dans ces entrefaites, eut lieu une de ces petites scènes où un grand personnage inconnu d'abord montre tout-à-coup sa dignité, sa majesté. On a souvent tiré parti de cette situation au théâtre; elle fait le fond de la jolie comédie intitulée, *La partie de chasse d'Henri IV*.

Une reconnaissance ayant été poussée jusque près de la ville d'Eu, on fit des prisonniers que l'on amena au Roi qui, très-désireux de savoir des nouvelles, les interrogea. Il questionna un commis aux vivres, bon enfant de Paris.

— Que dit-on là bas ?

3

— On dit que le Béarnais sera bientôt pris.

— Le connais-tu le Béarnais ?

— Je ne l'ai jamais vu.

— Ventre-Saint-Gris ! tu es devant lui.

Le brave commis se trouva si interdit, que, tombant à genoux, il ne put proférer une parole.

Le Roi le fit relever, et il ordonna au Duc d'Angoulême de le renvoyer à M. de Nemours, avec qui le Duc était fort ami, bien qu'ils fussent dans des camps contraires.

C'est la petite pièce avant la grande.

Le Duc partit d'Eu le 15, de grand matin.

Il marcha sur deux colonnes. La colonne de droite était sous ses ordres, le Duc de Nemours commandait celle de gauche.

La colonne de droite se dirigea le long de la côte, suivant le vieux chemin qui descend au Polet par l'ancien Mont-Picard.

Nemours obliqua à gauche, longeant d'assez près la voie romaine qui allait d'Arques à Eu, ou mieux à *Augusta,* et, se développant à gauche du côté de Thibermont, il jeta de la cavalerie et de l'infanterie dans le village de Martin-Église, à 4 kilomètres à l'Est du Polet. De là il observait le camp de Saint-Étienne, où était Biron, et, maître du passage de l'Eaulne, il coupait la communication directe de ce camp au Polet.

La marche ayant été retardée par l'embarras de l'artillerie sur de mauvais chemins, les colonnes ne durent être en position qu'assez tard. Quand elles se développèrent, leur front était si grand, dit le Maréchal de La Force, qu'il paraissait y avoir cent mille hommes.

Mayenne nécessairement attendit que les traîneurs l'eussent rejoint. Son armée, composée de nations diverses, chargée de bagage, ne marchait qu'à petites journées, qu'au pas de la picque, selon l'expression du Duc d'Angoulême.

Un manuscrit met l'attaque au 16. Peut-être donne-t-il la véritable date. Mais il est probable qu'on se battit le 15 et le 16.

M. de Cusson, Lieutenant du Gouverneur de Chaste, fut mis en observation dans la vallée, sur le chemin du Polet à Martin-Église.

On était donc en présence.

Mayenne, comme on le voit, prenait sous son commandement direct l'attaque du côté du Polet.

Selon Davila, il resta quelque temps en bataille, essayant ainsi de faire sortir de leurs lignes les troupes du Roi.

Les Mémoires du Duc d'Angoulême nous représentent les combats qui se livrèrent là, comme engagés tous à l'extérieur.

Il était, lui, au camp de Saint-Étienne.

Il y eut, sous les yeux du Roi, une de ces rencontres chevaleresques, dont on se faisait gloire.

Un cavalier ligueur, tout empanaché, demanda à tirer un coup de pistolet, pour l'amour des Dames. Bellegarde, qui en était le plus chéri, accepta le cartel. Il part sur

un grand genet noir, attaque avec autant de courage
que d'adresse le cavalier, qui a fait l'appel. Celui-ci tire
d'un peu loin, manque. Bellegarde le serre de près, lui
casse le bras ; le ligueur n'a de salut que dans la fuite.

De Thou dit aussi que l'action se passa hors des retranchements. Mézeray, Daniel ont suivi cette version.

D'après Daniel, « Mayenne fit un détachement pour
forcer le Polet. Le Comte de Châtillon fit une partie du
chemin, et sortit des retranchemens, sans avancer néanmoins hors de la portée du canon, dont plusieurs pièces
tiroient sur les ennemis. Il y eut une longue escarmouche, tant d'infanterie que de cavalerie ; mais les
Ligueurs ne purent jamais gagner un pouce de terrein.
L'escarmouche fut terminée par la nuit. »

Ainsi Mayenne, qui avait tant d'intérêt à enlever le
Polet, n'y aurait employé qu'un détachement.

Dupleix, fait au contraire marcher les ligueurs, à
plusieurs reprises, à l'assaut ; et, toujours repoussés
vigoureusement, ils laissent sur place les plus hardis
d'entr'eux.

Le récit de Dupleix est le plus vraisemblable.

Il y a manifeste contradiction entre ceux qui mettent
tout au dehors, qui font aller les troupes du Roi recevoir l'ennemi et Davila qui dit : que le Duc de-
meura trois heures en bataille avec son armée, pour voir
si le Roi ne sortirait pas. Or Davila passe pour être exact.

Voici comment Desmarequest, dans ses *Mémoires
Chronologiques, pour servir à l'Histoire de Dieppe*,
parle de ce commencement de la lutte.

« Le 15 septembre Mayenne déboucha, avec une partie
de son armée, à travers le village de Neuville, et vint
attaquer le retranchement que le Roi venoit de faire faire

pour couvrir la redoute. M. de Givry, à la tête de nos
gens, secondés des Poltais, soutint l'attaque des ennemis
et les repoussa toutes les fois qu'ils vinrent l'assaillir.

» De son côté Henri IV, instruit de ces attaques, vint
promptement de son camp d'Arques, avec quelques Seigneurs. Le Prince se fit suivre de toute la cavalerie de
Dieppe, et fut inquiéter les ennemis, qu'il tint en échec
le reste du jour. Le lendemain, du matin, Sa Majesté
jugea à propos de renforcer la défense du retranchement
du Pollet, par deux autres compagnies bourgeoises. Il
n'y avoit pas une heure qu'elles s'y étoient rendues,
quand M. de Mayenne vint les attaquer. Il fut repoussé
deux fois, et les braves Dieppois commandés par M. de
Givry firent merveilles.

» Leur défense opiniâtre et soutenue fit sentir au
général de la Ligue qu'il ne pourroit se rendre maître
du fauxbourg du Pollet que par un siège en règle, dont
l'évènement pourroit devenir aussi long que meurtrier ;
parce que ce fauxbourg, qui communiquoit avec la ville
et le port, étoit dans le cas de recevoir de continuelles
munitions et des renforts, à proportion de ses besoins.
Le Duc de Mayenne prit donc le parti de se retirer dans
son camp de Thibermont, après avoir perdu plus de six
cents hommes dans ces différentes attaques, qui n'en
avoient pas coûté quarante aux citoyens. »

Il est à regretter que Desmarequest ne cite pas ses
autorités ; mais il y a tout lieu de croire que, dans le
siècle dernier, quand il a écrit, existaient encore dans
Dieppe des Mémoires manuscrits, un fonds dieppois,
dont il s'est servi, et que nous n'avons plus. Il a dû
puiser beaucoup dans un *Journal* dont je dirai plus loin
un mot.

J'ai sous les yeux un manuscrit d'une centaine d'années, dont l'auteur a bien pu emprunter quelques détails de ce fonds dont je parle. J'y trouve que, le soir, les habitants de Dieppe et du Polet, avec des troupes du Roy, allèrent attaquer les Ligueurs dans leur logement, y tuèrent plus de cent hommes, du nombre desquels fut le sieur de la Chataigneraye, Mestre de Camp, qui y commandait, et qu'ils n'y perdirent qu'un seul des leurs. Cette sortie fut faite probablement dans la soirée du 15.

Le Duc d'Angoulême évidemment n'a tenu compte que des exploits des hommes de guerre, ayant emplois et titres. Ces habitants, qui se battaient à leurs côtés, étaient ce qu'on appelait le *commun* : on n'en faisait état, comme gens de combat.

Certes la Milice de Dieppe dut prendre part à l'action. Milice aguerrie, elle ne resta point sous son toit, lorsque l'ennemi, en grand nombre, attaquait, à sa porte, les lignes, les barricades, où son roi, son hôte, ne pouvait avoir qu'un détachement de sa petite armée.

Et n'est-ce pas de cet appui, donné les armes à la main, que le Roi entend parler, lorsque, dans les Lettres patentes que je citerai, il reconnaît le Service que lui ont fait les habitants du faubourg du Polet et de la ville de Dieppe ?

Qu'il y ait eu, dans la plaine, des escarmouches, surtout de cavalerie, c'est indubitable.

Il est également certain que le Roi s'avança plusieurs fois hors des retranchements. Un manuscrit parle de sorties que le Roi faisait d'heure en heure.

Mais on ne peut admettre que Mayenne se soit borné à escarmoucher. Sa nature ne le portait pas à se hasarder ; il devait être très-prudent au début d'une campagne, c'est vrai ; mais il n'ignorait pas que le Roi n'avait avec lui que peu de soldats ; il comprenait trop bien de quelle importance était le Polet ; il avait pu voir, à travers la fumée du canon et des arquebuses, entrer, sortir les navires employés au ravitaillement de la place ; il commandait en personne ; la Ligue attendait beaucoup de lui ; trop de fortes raisons s'offraient en ce moment pour qu'il ne tentât pas un coup de main sérieux.

On fit deux vers latins sur un jeu de mots intraduisible, mais le sens est clair. Ce badinage d'un victorieux attribue aux retranchements du Polet un effet terrifiant :

> *Pollet ab aggeribus turmas terrere Rebelles,*
> *Sic que triumphat ovans tanto sub Principe Pollet.*

Au reste le champ du combat porte encore témoignage. Il y eut là une rude action. Le fort de l'attaque paraît avoir été vers l'extrémité de Neuville qui donne sur la grande route d'Eu. Peut-être la croix, plantée à cette place, fut-elle mise pour le pardon des morts. Je tiens de M. Lemaître, géomètre à Dieppe, qu'entre les haies de Neuville, les chemins d'Eu et d'Envermeu, dans un champ, où il avait été appelé pour y planter des bornes, se rencontra, au fond de chaque trou creusé sous ses yeux, une couche d'ossements humains.

Le Roi restait maître de la mer. Les vents, variables sur cette côte, poussaient les navires, qui étaient à son service, tantôt vers la Basse-Normandie, tantôt vers l'Angleterre : ainsi, avec cet aide alternatif des vents, il se trouvait toujours approvisionné par ses fidèles sujets de l'Ouest et ses alliés du Nord.

Chose singulière ! c'était près de son berceau que la Ligue, qui avait déjà tant brouillé, venait de recevoir ce grand échec, dans son premier combat livré au roi Henri IV, le Roi et Mayenne à cent pas l'un de l'autre.

Mayenne, trois jours avant, avait dû se promener à l'ombre des hêtres du château d'Eu, sous lesquels la Ligue avait été conçue.

Le Roi plaça probablement son quartier-général dans la maison dite de Henri IV : de là ce nom conservé par le peuple, gardien partout des traditions.

Habile à pousser le cri de guerre, le Roi s'y trouvait à portée de la plaine, et en même temps du chemin de Martin-Église, par lequel l'ennemi pouvait diriger une dangereuse attaque : aussi M. de Cusson y avait-il été placé en observation.

Le terre-plein naturel sur lequel cette maison se trouve, est défendu à droite, du côté dudit chemin, par une berge, véritable escarpe, en avant par un chemin creux, dont le bord pouvait être palissadé, au sommet s'élevait la redoute que M. de Chaste avait fait construire entre le Polet et Neuville.

Ainsi, sur ce bout de terre, à la dernière limite de ses États, presque sur le dernier rocher, Henri fit face à une des plus grandes tempêtes qui aient bouleversé la France.

Philippe II, Sixte-Quint, la Ligue apprirent que leur premier assaut donné à cette fortune, battue déjà de l'anathème, avait échoué devant le Polet et cette petite maison de l'extrême frontière.

On voit pourquoi j'ai rapproché le plus possible la chaumière.

On peut considérer ce toit, si simple, comme le premier monument, en date de septembre 1589, du règne de la Maison de Bourbon. Les révolutions l'ont épargné dans son obscurité, le temps l'a consacré au jardinage, tout en y laissant un nom royal. Je le compare volontiers à ces objets vénérés de l'Asie, d'Athènes, de Rome, à un puits, à un olivier, à un figuier. La tradition le nommera probablement encore lorsqu'il aura disparu. C'est l'histoire de l'Olivier d'Hercule au mont Olympe, du Palmier qu'Ulysse vit à Délos, de l'Olivier d'Athènes, du Chêne de Marius. L'irrésistible action des ans les avait détruits, dans leur simple nature, mais ils existaient toujours.

La Journée d'Arques fut sans doute glorieuse pour la petite armée du Roi. Je ne m'y arrêterai pas. Elle a de nombreux historiens. Lorsqu'on voudra la bien connaître, au point de vue militaire, on devra lire les excellentes annotations que le Colonel d'État-Major Miot joignit, en 1826, au texte de ces historiens. Je les ai là, écrites de cette écriture française qui conservait quelque chose de la forme de nos vieux manuscrits. C'est une copie faite pour moi, il y a trente-quatre ans, par mon bon, mon savant père, et par mon digne frère, qui a tant employé son crayon et son ébauchoir à la fidèle représentation de nos antiquités.

On trouve, dans l'*Histoire du Château d'Arques,* de mon honorable et aimé confrère, A. Deville, des plans de cette bataille, qui aideront à comprendre les historiens.

Il ne faut considérer la Journée du 21 que comme une action heureuse, dans un de ces bons postes que Vauban dit être aux environs de Dieppe, action chaude, mais qui ne dura guère plus d'une heure.

Les Ligueurs s'attribuèrent la victoire, envoyèrent à Paris une cornette et trois drapeaux mensongers.

On a encore plusieurs des petites histoires qu'ils répandirent : ainsi, « *La Deffaicte et Routte des troupes du Roy de Navarre.* »

M. Édouard Frère, dans son *Manuel du Bibliographe Normand,* ouvrage plein d'érudition, cite plusieurs de ces publications de la Sainte-Union.

Le bruit de cette campagne de France allait à l'étranger, ce qui n'a rien d'étonnant, si l'on considère l'Europe comme une grande République, partagée en divers États, et en différentes communions ; mais ayant nécessairement son intérêt dans tout ce qui se passe, politique et religion, au sein de chaque État. Voltaire, avec son grand esprit, voyait ainsi l'Europe chrétienne.

D'ailleurs, comme on le sait, beaucoup d'étrangers se trouvaient engagés de près dans la lutte.

On publia à Londres, en 1590, « le Discours au vray de ce qui s'étoit passé à l'armée conduite par Henry IV. »

Tournant droit à mon but, je dis qu'une vieille gravure allemande, sur laquelle je reviendrai, représente :

LA VILLE DE DIEPPE ASSIÉGÉE.

L'Histoire, sans doute, indique la partie où nous arrivons. Au lieu de la montrer comme la principale, elle passe vite dessus, et si elle associe Dieppe à Arques, elle semble donner à Dieppe et à Arques part égale.

Il est juste de dire que Dieppe a plus à réclamer contre un manque de la Renommée que contre une omission de l'Histoire.

Sur cent personnes qui visitent le champ de bataille, il ne s'en trouve peut-être pas une qui prononce le nom de Dieppe. C'est à Arques, il n'y a pas là-dessus pour elles le moindre doute, que la victoire a couronné le Béarnais.

Henri IV est pour quelque chose dans cette croyance : il a dit bon nombre de mots vifs, expressifs qui sont devenus populaires. Le « Pends-toi, brave Crillon, nous avons combattu à Arques et tu n'y étais pas, » a été pris, sans difficulté, pour nous avons vaincu ; et l'induction est aujourd'hui Histoire et Croyance publique.

Au reste douze ans après la Journée d'Arques, les Jésuites firent voir, dans Avignon, à Marie de Médicis que, d'après la science des chiffres, il y avait du merveilleux dans cette bataille, comme dans toute la vie du Roi. Le Roi avait sept fois sept ans, dans l'heureuse année de son mariage ; il était neuf fois septième roi de France, depuis Pharamond ; il avait vaincu à Arques, en septembre, le 21, le trois fois septième jour, etc. Cela, dit M. Michelet, dans son *Histoire de France au seizième siècle,* parut si joli, que le P. Valadier, pour en garder la mémoire, fit un livre, que la reine voulut elle-même offrir au Roi.

Évidemment tout devait s'effacer devant ce trois fois septième jour.

Un rien, si vous le voulez ; mais une de ces petites choses de la grande science de cet Ordre espagnol, né à Paris, siégeant à Rome.

Voulez-vous bien connaître ce temps-là ? Lisez cette *Histoire de France au XVIe siècle :* tout y est mis en lumière et sans tergiversation.

———————

Un document me manque : c'est le *Journal* d'Estancelin, de ce bourgeois de Dieppe, qui témoin oculaire de ce qui s'était passé dans les murs, près des murs de sa ville, dans ces journées de 1589, en avait écrit le détail. Peut-être était-il capitaine dans la Milice, car la famille Estancelin comptait parmi les notables. L'honorable et savant Louis Estancelin, mort, il y a peu de temps à Eu, et qui a publié les *Recherches sur les Voyages et Découvertes des Navigateurs Normands,* était un des descendants de l'auteur du *Journal.* J'ai fait, depuis plusieurs années, une recherche assidue des documents historiques locaux, pouvant servir à l'Histoire de Dieppe, et j'ignore ce que ce Journal est devenu. J'ai ouï dire, ces jours-ci, qu'on en a retrouvé une grande partie loin de Dieppe. David Asseline, dans ses *Antiquitez et Chroniques,* le cite souvent. Je tirerai le plus que je pourrai de ces citations.

———————

On lit dans les Annotations du Colonel Miot :

« Tout le profit que Henri IV retira de sa victoire, fut de garder dans les journées du 22 et du 23 le champ de bataille que l'armée royale avait si vaillamment défendu ; mais ce prince avait trop d'habileté pour ne pas reconnaître qu'avec aussi peu de monde il ne devait pas s'exposer à une seconde attaque sur le même terrain. En conséquence il prit le parti de se retirer le dimanche 24 dans Dieppe où les secours de la Reine d'Angleterre devaient venir le joindre ; et il est possible que ce mouvement lui fût encore suggéré par la crainte que le Duc de Mayenne ne lui coupât enfin ses communications avec cette ville. En effet celui-ci décampa à minuit le samedi 23, et ayant tourné la forêt d'Arques vint passer la rivière à Torcy, reconnaître le lendemain le château d'Arques, où Henri IV avait laissé 500 hommes, et s'approcha ensuite de Dieppe.

» Nous ne détaillerons point les différentes affaires qui eurent lieu dans la plaine de Janval, et qui toutes furent à l'avantage du Roi. »

Le Colonel, écrivant spécialement sur le combat du 21, ne sort pas de son cadre. On doit regretter qu'il n'ait pas été plus loin ; mais on conçoit l'intérêt que cette seule journée peut avoir pour l'art militaire.

Mayenne n'avait point eu de réussite sur les coteaux de l'Est.

Il avait vainement tenté de traverser la vallée entre Arques et Dieppe.

Il lui fallut, pour essayer de mettre le siége devant la ville, faire un circuit de 20 kilomètres au moins. Il dut passer l'Eaulne, la Béthune et l'Arques. Cette marche, par le flanc, aurait eu ses dangers, s'il avait eu affaire à une armée plus nombreuse que celle du Roi. Ce mouvement peut être comparé à la marche des Alliés en Crimée, du Nord à l'Ouest de Sébastopol. On sait que le côté occidental de la rade était le plus faible.

Mais lui, Mayenne, venait attaquer le taureau par les cornes ; à l'Ouest se trouvait le côté le plus fort de

Dieppe ; Aymar de Chaste l'avait mis d'ailleurs en parfait état de défense.

Dans cette ville étaient réfugiées beaucoup de familles attachées à la cause de Henri IV. La crainte des mauvais traitements des Ligueurs les y avait conduites. Il se trouvait parmi elles des personnes de haute distinction, entre autres Madame de Montmorency et Catherine de Bourbon, sœur du Roi.

Dans la soirée du 21, Henri assembla son conseil, et il résolut de charger sans retard le bagage, et de le diriger sur Dieppe.

Le 23 arriva à bon port l'ambassadeur anglais nommé Stafford. Il amenait au Roi treize vaisseaux chargés de deux cent mille livres, toute monnaie du pays, de soixante-dix milliers de poudre à canon, de trois mille boulets, cinq cents pour les grosses pièces, le reste pour les moyennes couleuvrines, et de plus de blé, de biscuit, de vins, de bière, de drap et de souliers.

Plusieurs blâmaient le départ d'Arques, disant qu'il eût été plus honorable, pour les armes de Sa Majesté, de continuer à occuper ce poste.

Cependant le château n'était pas abandonné. Le régiment du Roi y était resté avec 500 Suisses. Il en partait de petites expéditions dont l'une enleva un convoi de poudre et de boulets. La garnison tailla en pièces trois régiments que Mayenne était parvenu à loger au pied, dans le bourg, du côté de l'Est. La forteresse couvrait un mont qui domine le passage.

Deux compagnies bourgeoises, et les habitants d'Arques se distinguèrent dans cette sortie.

On savait que Mayenne avait levé son camp dans la nuit du 23, et qu'il marchait en grande diligence. Ceux qui murmuraient le croyaient tout-à-fait décampé.

Mais ils changèrent d'avis, quand ils apprirent qu'il se dirigeait droit sur Dieppe.

Il vint au Sud reconnaître de près ledit château d'Arques, essaya d'enlever par un vigoureux coup de main les ouvrages extérieurs ; il fut rudement repoussé.

Le Roi fit mettre le feu aux villages de Bouteilles et de Rouxmenil qui sont tous deux, le premier dans la vallée, le second dans la plaine, à peu près à mi-chemin de Dieppe à Arques ; plus près de Dieppe, il fit détruire les hameaux d'Epinay, de Janval et de Caudecote ; les arbres furent coupés à deux pieds de terre.

Mayenne se saisit du passage de Bouteilles, y logea les troupes de Lorraine et de Flandre, et poussa le reste de son infanterie jusqu'à Janval, à une demi-portée de canon de la citadelle, mais à l'abri d'un pli de terrain.

Sa cavalerie était le 26 dans ce même hameau, où il restait quelques maisons.

Ainsi, les lignes des assiégeants, partant de la vallée d'Arques, coupant la plaine jusqu'où commence la déclivité du terrain qui va à la vallée de la Scie, avaient environ deux mille mètres de front.

Cependant, même de ce côté, la place ne présentait aucun ouvrage extérieur. Le Maréchal de Biron en traça un sans retard, sur le Mont-de-Caux. Ce mont est à environ 400 mètres en avant de la vieille citadelle et du château, et à 300 approchant de la porte dite de la Barre.

Cette porte de la ville ouvre au Sud. Il ne reste plus qu'une moitié d'une de ses tours.

La conduite, qui porte l'eau aux fontaines de la ville, fut coupée, dans la crainte que l'ennemi n'empoisonnât la source qui sort du pied d'un mont à six kilomètres, du côté qu'occupait l'armée assiégeante.

Le Roi courut un assez grand danger. Il était sur le Mont-de-Caux, avec quelques personnes de sa suite, et s'y reposait sur l'herbe ; des reitres, autrement des cavaliers de la Ligue, paraissant à l'improviste, firent sur lui une décharge. Il se trouva heureusement, ainsi que ceux qui étaient avec lui, à bout de portée, personne ne fut atteint.

La cavalerie royale tint vaillamment les approches.

On eut là encore un défi et un combat singulier. Le Maréchal de La Force appelle cela une galanterie.

Un cavalier normand, nommé La Beuvrière, qui avait été nourri page chez le Roi, cria de loin à leurs corps de garde, s'il y avait quelque galant homme qui voulût tirer un coup de pistolet. Soudain s'avança un des ligueurs, qui cria : — Me voici, viens. — S'étant jetés à part l'un et l'autre, pour se joindre, celui des ennemis tira son pistolet de vingt pas, atteignit La Beuvrière à la tête et le tua, ce qui cuida engager une rude mêlée, les Ligueurs voulant s'emparer du cheval et des armes du mort.

Deux cents chevaux, conduits par Guitry, Rambures, Fournier, le Duc d'Angoulême, attaquèrent les troupes postées à Bouteilles. Malgré l'intrépidité de ces chefs, l'entreprise eut peu d'effet.

Le Roi ne laissait aucun repos aux assiégeants.

L'armée de la Ligue avait un grand train d'artillerie et de munitions.

Mayenne était meilleur capitaine à l'attaque des places, à l'ordre des siéges qu'aux actions de la campagne, où sa taille, la pesanteur de son corps, ne lui permettaient pas l'agilité voulue.

Il aurait pu, s'il se fût approché d'une citadelle ordinaire, dans laquelle il eût tenu son ennemi serré, espérer d'en finir par un assaut.

Mais il dut comprendre qu'un siége était ici, pour lui, impossible.

En passant à l'Ouest de la vallée d'Arques, il avait laissé tout le côté oriental ouvert à une armée de secours.

On voit combien sont justes les Raisons de Vauban.

Cependant il voulut ouvrir la brèche.

Dans la nuit du 30 au 1er, les sentinelles avancées, appartenant à la place, firent savoir qu'on entendait le bruit d'un grand travail, qui partait d'un mont situé sur le chemin d'Arques.

Aussitôt on ordonne, par les rues, de porter de ce côté, à l'entrée de la ville, autant de fumier qu'on en aura.

L'ordre exécuté sans retard, on fit, devant la porte, une haute traverse de ce fumier.

Le Roi commanda de prendre des voiles de navire, d'en former des blindes, pour ôter le point de vue aux canonniers qui voudraient battre en ruine.

On se hâta de mettre en bon état l'éperon construit sur le Mont-de-Caux, et l'on y mena deux canons et deux coulevrines, sous la direction du sieur de Bos, Lieutenant de l'artillerie de France.

Au point du jour, on reconnut une batterie placée à 700 pas, sur le mont d'où était venu le bruit. Mayenne avait gabionné cette hauteur, et y avait établi six ou huit pièces de canon, avec de l'infanterie.

La position était bien choisie. Il s'était porté à environ 600 mètres en avant de sa ligne principale, sur un front dégagé, présentant un fort escarpement. De là il balayait le chemin d'Arques, à l'entrée de Dieppe, par où les troupes royales, logées dans les faubourgs de la Barre, pouvaient déboucher, pour enlever la batterie. Les Flamands, les Lorrains, postés à Bouteilles, le soutenaient à sa droite, Janval le couvrait à sa gauche. La redoutable citadelle était en grande partie masquée par l'ouvrage avancé du Mont-de-Caux. Mayenne battait toute la ville, le port, et, par dessus la ville, le bord de la rade.

Le Roi voulut se donner la satisfaction de commencer la partie. Du deuxième coup de canon tiré, du Mont-de-Caux, une des pièces de l'ennemi fut démontée, et le principal canonnier fut tué. (Estancelin.)

———————

Le jour était à peine levé que les Ligueurs commencèrent un feu qu'ils activèrent. Ils semblaient irrités de l'échec qu'ils venaient de recevoir. Les Mémoires parlent de cinquante-quatre coups de canon tirés en deux heures par la batterie de Mayenne; ils en parlent comme d'une chose extraordinaire. On ferait aujourd'hui, en deux heures, trois fois plus de besogne qu'alors.

Ils pointèrent d'abord du côté de la porte ; mais ils virent bien qu'il ne suffisait pas d'y frapper pour qu'on leur ouvrît.

Un boulet tua un chef de cuisine dans le Logis même du Roi.

Ce magnifique logis, brûlé dans le bombardement de 1694, avait, comme je l'ai déjà dit, appartenu au fameux armateur Ango. La pierre, le bois y étaient finement sculptés. Les hauts faits des Normands se suivaient sur les soubassements de pierre. C'est sur l'emplacement de ce logis qu'a été bâti le Collége des Oratoriens, aujourd'hui Collége communal, quai Henri IV.

On voit que le port était en plein sous le canon des Ligueurs.

La chambre où logeait de La Force, (le Maréchal en ce moment n'y était pas,) fut visitée par un boulet qui rompit les quenouilles du lit, et, dans une chambre voisine, enleva le sein de l'hôtesse. (Récit du Maréchal de La Force.)

Chez le sieur de Saint-Martin, comme celui-ci sortait de son lit, et prenait sa robe de chambre, un coup emporta le chevet. (Idem.)

On vit une fille écrasée au milieu d'une rue.

Un enfant et une servante furent tués dans une grande maison de pierre, en face de la fontaine du Puits-Salé.

Ces malheurs à part, il n'y eut guère qu'un grand émoi, et des tuiles de cassées.

La place avait répondu.

Au centre de la vallée, à l'endroit où le rempart, qui faisait face aux prairies, formait un angle avec l'arrière-port, s'élevait une Tour, appelée la Tour-aux-Pigeons, parce que beaucoup de ces oiseaux y venaient nicher.

Le canon de cette tour, servi par les canonniers bourgeois, n'avait pas tardé à incommoder vivement, en la
frappant presque directement, la batterie de brèche,
que l'éperon du Mont-de-Caux prenait obliquement.

Il est probable que la Tour-aux-Pigeons était armée
de pièces portant 32 livres de balle (16 kilogrammes).
Un boulet de ce calibre, qui a dû être lancé du château
d'Arques, a été trouvé sur le champ de bataille. (Bibliothèque de la Ville de Dieppe.) La pièce de 32 s'appelait
Dragon volant, pesait 7,200, était longue de 22 pieds.

Au bout de trois ou quatre heures, le feu de Mayenne
était éteint. Il paraît d'ailleurs que la gabionnade, faite
à la hâte, manquait de solidité, les paniers n'ayant pas
été chargés.

De dix à onze heures du matin, à la grande satisfaction
des habitants, la canonnade était cessée. Mayenne retira
ses pièces, qui furent conduites au hameau du Jardin,
à trois quarts de lieue de là.

Sur les trois heures de l'après-dînée, le Roi sortit avec
sa cavalerie et son infanterie, et donna sur la batterie.
On n'y trouva que les gabions, les plates-formes, et
quelques Suisses qui prirent la fuite. Les plates-formes,
les gabions furent brûlés. L'ennemi ayant voulu s'opposer
à cette destruction, on en vint à un rude engagement,
qui dura jusqu'à la nuit.

Le lendemain, on employa un stratagème dont le Duc
d'Angoulême attribue l'invention au sieur de Guitry, qui
faisait la charge de Maréchal de Camp. On communiqua
le projet au Maréchal de Biron. Celui-ci, après examen,
l'approuva, et voulut qu'on en donnât le plaisir au Roi.

Nos manuscrits disent, avec Davila, que cette invention de guerre était d'un canonnier normand, nommé
Brise, lequel avait navigué longtemps aux Indes occi-
dentales, sur des vaisseaux corsaires.

Brise a bien l'air d'être Dieppois, quelque boucanier,
revenu des parages de Saint-Domingue, où nos gens
jouaient plus d'un bon tour aux jaloux Espagnols.

La version du Duc d'Angoulême ne contredit pas l'autre : le stratagème a bien pu être soufflé à l'oreille du
sieur de Guitry par le vieux corsaire. La manœuvre que
l'on fit ressemble tant à celle d'un vaisseau qui dé-
masque sa batterie, qu'on peut, je crois, la rendre
franchement au matelot normand.

Voici le fait :

L'ennemi se tenait toujours à couvert dans les restes
du hameau de Janval. Cependant de la cavalerie, ayant
à sa droite et à sa gauche de l'infanterie, s'était postée
sur une éminence.

M. de Guitry proposa de doubler les gardes, de leur
donner plus de profondeur, de cacher derrière elles deux
moyennes pièces de canon, de s'avancer au pas, d'ouvrir
les escadrons par quatre, de découvrir ainsi les pièces,
et de faire feu.

Le Maréchal de Biron voulut qu'on se servît de quatre
pièces, deux moyennes, deux bâtardes.

Le Roi, impatient de voir l'effet de cette manœuvre,
visita les lieux, et donna l'ordre qu'on l'exécutât sans
retard, qu'on fît sortir quatre cents cavaliers, cinq cents
Suisses, cinq cents Arquebusiers. Dans son idée l'é-
pouvante devait être telle qu'on pourrait enlever le
quartier de l'ennemi.

Il alla dîner.

Les troupes étant arrivées au rendez-vous, le Roi y vint, accompagné du Maréchal de Biron.

On manœuvra bien. La cavalerie fut saluée de deux volées, qui firent une belle trouée, et l'infanterie, sous des feux obliques, à droite, à gauche eut son lot. La cavalerie tourna le dos au galop, l'infanterie, après avoir tiré quelques coups d'arquebuses, se débanda, jetant ses armes.

Desmarequest dit que les canonniers de Dieppe servirent cette artillerie.

« Après ce succès, qui parut merveilleux, « le bon homme Monsieur de Biron dit au Roy : « Sire, aviez-vous jamais veu mener du canon à l'escarmouche, » et s'en mirent tous deux à gausser. » (Récit du Maréchal de La Force).

Dans la poursuite on serait entré pêle-mêle avec les fuyards dans leur quartier, si la garde, qui venait relever la troupe mise en déroute, n'en avait rallié une bonne partie, et n'avait présenté une force de plus de huit cents cavaliers et de douze cents fantassins.

Le Roi fit avancer son infanterie, et quelques cents volontaires qu'il avait près de lui. Il voulait, à toute force, qu'on donnât dans le hameau, où l'on entendait une grande rumeur, qui faisait croire qu'il y avait de l'étonnement ; mais le Maréchal de Biron s'y opposa.

Ensuite de cet engagement la garde de l'ennemi changea de poste, ne laissant qu'un corps de garde à la tête du petit village, et quatre védettes avancées.

Selon le Journal d'Estancelin, Janval, que Mayenne tenait à garder, pour couvrir son bagage et son canon, fut enlevé dans cette sortie, le canon du Mont-de-Caux y aidant; et l'on trouva, dans le hameau, un corps de garde plein d'armes et de morts.

Suivant les Mémoires du Duc d'Angoulême cette affaire eut lieu le 4, tandis que d'autres récits la mettent au 2, ce qui s'accorde mieux avec la marche du siége.

Il est possible, au reste, qu'il y ait eu deux actions sur ce poste important. Ce qui peut le faire croire, c'est qu'il est question, dans les Chroniques, du *Clos Bouchard,* qui fut vigoureusement attaqué. Or, ce Clos Bouchard faisait partie de Janval, devant lequel Biron voulut qu'on s'arrêtât. La route du Havre, commencée en 1778, achevée en 1781, passe où était ce clos.

Cette journée du 2 octobre 1589 est donc remarquable par une nouvelle manœuvre, un nouvel emploi de l'artillerie. « Aviez-vous jamais veu mener du canon à l'escarmouche? » demanda au Roi le vieux Maréchal de Biron. Cette manœuvre eut l'effet et du premier canon, et des premières baïonnettes, et dernièrement, dans la guerre d'Italie, de notre canon rayé. Il y avait loin de ces canons, sortis de Dieppe, et lancés comme de la cavalerie, à ces lourdes bombardes que Talbot avait assises de l'autre côté, sur la falaise du Polet, en 1443, dans un siége mémorable aussi, et dont l'histoire particulière serait très-curieuse.

La France eut toujours le génie de cette arme (l'artillerie), dès qu'on l'a laissée agir. Il suffit de rappeler Jeanne d'Arc et Jean Bureau, Genouillac à Marignan, enfin les premiers essais d'artillerie volante dans les combats d'Arques. (Michelet).

« On ne comprit pas alors toute l'importance que pouvoit acquérir l'artillerie légère, et l'on n'en organisa pas l'emploi jusqu'au grand Frédéric. » (Henri Martin).

Le spirituel auteur du *Vieux neuf* n'a pas manqué d'enlever cette artillerie légère au grand Frédéric, et de la ramener aux champs de Dieppe.

D'autres historiens français ont aussi, de notre temps, revendiqué, pour notre artillerie, cette manœuvre dont on a fait un si grand usage dans les batailles modernes.

J'ai lu autrefois, dans une relation, que, du côté de Janval, les assiégés avaient poussé contre les Ligueurs des chariots matelassés, percés de meurtrières et garnis d'arquebusiers. Je ne me souviens pas d'avoir depuis vu une autre mention de ces mêmes chars de guerre.

Le 4, arriva, par mer, un secours de douze cents Écossais et de soixante chevaux. Ce renfort était amené par le sieur d'Ovins, très-vaillant homme, ancien serviteur du Roi.

Ils étoient tous bien armés, mais apprêtant à rire, à les voir vêtus comme les figures de l'antiquité représentées dans les vieilles tapisseries, avec jacques de mailles et casques de fer, couverts de drap noir, comme bonnets de prêtres, se servant de musettes et hautbois, lorsqu'ils vont au combat. (Mem. d'Ang.)

On les logea sur la route de Bouteilles.

Ces figures de l'antiquité ne tardèrent pas à montrer qu'elles se battaient bien.

Le sieur d'Ovins, ayant été reconnaître Bouteilles, supplia le Roi de lui en permettre l'attaque. Le Roi commanda que le régiment de Navarre et deux cents chevaux légers, pied à terre, avec hallebardes, le soutinssent.

Bouteilles fut enlevé, on y prit tout le bagage.

Le 6, au point du jour, des nuages de fumée serpentaient dans la vallée d'Arques et dans la plaine du côté du Midi. Évidemment le feu achevait de détruire ce qui était resté des villages et des hameaux. De sinistres clartés, s'élevant de terre, se mêlaient aux premières lueurs de l'aurore.

Mayenne, dès 4 heures du matin, avoit levé le siége, mis le feu à ses loges et aux maisons qui n'avoient pas été abattues. (Journal d'Estancelin.)

Telle était donc la fin de cette lutte de vingt jours, pour laquelle la Ligue avait réuni toutes ses forces.

Plusieurs historiens donnent de cette levée du siége des dates antérieures à celle-ci.

Le 6 est certainement la véritable. Elle a pour elle l'autorité du Journal d'Estancelin, et de la meilleure relation du temps : « Le vray discours de ce qui s'est passé en l'armée conduite par Sa Majesté, depuis son avènement à la couronne jusqu'à la fin de l'an 1589 ; » elle se trouve relatée aussi dans la correspondance de Henri IV.

M. Henri Martin, aussi savant dans les détails que dans le vaste ensemble de son Histoire de France, la confirme. (Tome X.)

Mayenne venait d'apprendre que l'armée de secours, sous les ordres du Comte de Soisson, de Longueville, du Maréchal d'Aumont, de La Noue, marchait droit à lui.

Sa position allait devenir des plus difficiles. Tout le côté oriental étant ouvert à son ennemi, il pouvait, isolé à l'Occident, être acculé dans l'impasse du Paysde-Caux, sans refuge même, soit dans Rouen, soit dans le Havre, villes à lui.

Il savait probablement qu'Henri allait recevoir d'Angleterre un second envoi d'hommes. Le mieux était donc de s'éloigner, au plus vite, de ces flots qui, au lieu de recevoir un fugitif, apportaient au Roi des armes, des munitions, des soldats, au moment où l'armée royale de l'Est montrait, à quelques lieues de là, ses drapeaux.

D'ailleurs, depuis le 16, il avait perdu, tant par le feu que par la désertion, à peu près la moitié de son armée.

Le Roi suivit l'ennemi jusqu'à l'entrée de la nuit, et, dans la crainte que celui-ci ne se rabattît sur ceux qui venaient à lui, il les fit prévenir.

Il y eut encore quelques petits engagements ; mais la retraite, que couvrait un corps d'environ 3,000 chevaux, se faisant en bon ordre, ne donna pas prise à la poursuite.

Notre David Asseline, à qui j'ai emprunté le boute-selle, sonne ici une fanfare du temps.

« DIEPPE y sera dépeinte et ses champs occupez
Par tes sujets mutins, tost après dissipez.
Champs dont la mer anglaise humecte le rivage,
Où Neptune estonné de changer de couleur,
Vit disputer la force avecques le courage,
Et combattre le nombre avecques la valeur.

» Tes ennemys alors enyvrés d'Esperance,
Pensoient bien estre à bout du Destin de la France,
Te laissant pour ton chois ou la fuite ou la mort.
Ils observoient des vents l'inconstance importune,
Croyans que tes vaisseaux s'appareilloient au port,
Pour embarquer sur l'eau le bris de ta fortune.

» Mais leur dessein sans plus fut des vents emporté.
Tu pris une autre route, et ton bras redouté

S'ouvrit avec le fer mainte voye inconnuë.
Pour unique salut, ton salut negligeant,
Comme un foudre enflammé se faict jour par la nuë
Et fend l'ombrage espais qui l'alloit assiegeant. »

Ces strophes sont de Duperron, qui n'a pas toujours
dit si bien.

Une vieille gravure allemande, de la collection de
M. Marais, éditeur de cette *Maison d'Henri IV,* représente la ville de Dieppe assiégée par le Duc de Mayenne.
Assurément cette estampe a été faite d'après une vue
prise sur les lieux. Dieppe, ses murailles, son château,
sa citadelle, son port, le Polet et ses retranchements,
l'éperon du Mont-de-Caux, la Tour-aux-Pigeons, y sont
bien représentés ; la batterie de Mayenne, les lignes
d'attaque, se trouvent à leur place ; on voit, sur le premier plan, des bataillons, des escadrons ; on y lit les
noms des chefs, la désignation des armes ; des navires,
donnant à pleines voiles dans le port, occupent le fond.

Cette planche se rattache probablement à l'une des
relations des contemporains. Je n'ai pas présentement
la facilité de savoir à quel texte elle peut se rapporter ;
mais les indications suivantes faciliteront la recherche
de la relation au lecteur curieux.

Voici une légende, en français, placée à droite :

*La Ville de Diepe assiege par le Duc du Mayne a este
delivre par le Roy de Navarra, 11. Febr. 1590.*

(Erreur de date, d'année, à moins que ce ne soit la
date et l'an de la gravure.)

A gauche on lit huit lignes, en allemand.
Traduction :

La ville de Diepe étoit assiégée par l'armée du Duc du Meyne ; Navarre qui, comme un vrai Seigneur la veut délivrer, bat, chasse l'ennemi dans des escarmouches engagées des deux côtés, jusqu'à ce qu'enfin la ville reste libre.

On a écrit, dans le temps, *Mayne* au lieu de Mayenne ; on trouve, dans le Récit du Maréchal de La Force, *M. de Mayenne*, *M. du Mayne* : il n'y a ici ni faute de graveur, ni faute faite par un étranger.

Il est bon d'avertir que la gravure doit être regardée à l'envers, autrement la ville, le port, la citadelle, les forts, se trouvent en sens inverse.

Cette vue a beaucoup de rapport avec l'un des plans gravés dans l'Histoire du Château d'Arques. (Voir le plan tiré du *Musée britannique*, Histoire du Château d'Arques, par A. Deville.)

Voilà, en toutes lettres, et représenté au naturel, le mémorable Siége de Dieppe, dont l'Histoire publique parle si peu.

Le 8, dès le matin, étaient en rade des vaisseaux anglais, apportant quatre mille cinq cents hommes, formant trois beaux régiments, sous les ordres de Milord Wilby.

Aussitôt leur arrivée dans les eaux de Dieppe, M. de Beauvais La Nocle, auquel Henri avait donné mission d'ambassadeur, fit mettre en mer une chaloupe pour en donner avis au Roi, qui sur le champ envoya le sieur

de Malagny, fils dudit La Nocle, saluer de sa part la
flotte et les trois régiments, les assurer qu'ils étaient
les bienvenus.

Ce siége est levé, et par conséquent ma campagne
est achevée : néanmoins, je donne le détail de ce qui se
passa le 8 et le 9, un vieux tableau de marine, que nous
devons au Duc d'Angoulême.

Dans l'après-dînée les principaux officiers anglais vinrent à terre présenter leur respect au Roi.

Le lendemain, tout étant prêt, la journée fut employée
au débarquement des troupes.

Le Roi voulut aller visiter l'armée navale, restée au
large, pour la liberté des manœuvres. On eut beau lui
faire des représentations sur cette visite, lui montrer
l'état de la mer, il se jeta dans une chaloupe, bordée de
douze rames, et donna l'ordre de partir.

Le flux venait, la mer moutonnait, on sauta passable-
ment. Le Roi se comporta en vrai marin basque ou
poletais ; mais la traversée ne se fit pas sans inconvé-
nients pour plusieurs des braves de l'escorte, accou-
tumés à monter des chevaux de bataille et non à voguer
sur la croupe des flots.

Plus de soixante chaloupes venaient après.

A son arrivée, Henri IV fut salué de toute l'artillerie.
Il y eut une telle salve que Mayenne put l'entendre de
la route d'Amiens, qu'il suivait en ce moment, pour
s'approcher des Pays-Bas, et tirer secours des armées
espagnoles.

Sa Majesté monta à bord de l'Amiral, et tous les

capitaines la vinrent saluer avec des respects anglais, c'est-à-dire le genou en terre. (Mém. du D. d'Ang.)

L'Amiral supplia le Roi d'entrer dans la chambre de poupe, où l'on servit une collation, bien réglée pour être sur mer.

Autant de fois que le Roi but, tous les canons des vaisseaux tirèrent à balle, et quelques chaloupes en coururent fortune.

Henri, avec ces mots heureux qui lui gagnaient les cœurs avant qu'il gagnât les batailles, témoigna à l'Amiral et aux capitaines toute sa satisfaction.

Il fit distribuer aux équipages cinq cents écus, grande largesse pour l'état de ses finances.

A son départ les salves recommencèrent, et elles l'accompagnèrent jusqu'au rivage.

Les troupes anglaises étaient en bataille sous les remparts, sur le galet mêlé de grève, que la mer couvrait et découvrait, dans le flux et le reflux. La belle plage d'aujourd'hui n'existait pas. Les flots venaient alors battre souvent le pied des murailles sur lequel sont aujourd'hui construits les plus beaux hôtels de Dieppe.

Le Roi, à la sortie de sa chaloupe, monta un bidet, et, accompagné de toutes les personnes qui étaient avec lui, et qui suivirent à pied, passa ces troupes en revue. Les colonels, les capitaines lui rendirent les honneurs militaires, le firent saluer des arquebuses.

Toutes ces choses exécutées de fort bonne grâce, il se retira en son logis, où il assembla MM. les princes de Conty, de Montpensier, et quelques autres de son Conseil, pour leur dire qu'il désirait aller voir sa nouvelle armée, qui venait à son aide, qu'il partirait le lende-

main, qu'il serait absent trois jours, pendant lesquels
M. de Biron pourvoirait à tout.

L'armée royale, tant par l'arrivée des troupes de la
Champagne et de la Picardie que par les secours venus
d'Angleterre, était plus que doublée.

Ils avaient donc eu bien raison ceux qui, dans le camp
de Clermont (Oise), lorsqu'on délibérait sur le parti à
prendre, après la levée du siége de Paris, s'opposèrent
à ce qu'on portât la lutte de l'autre côté de la Loire.
« Et qui donc croira Sa Majesté Roi de France, disaient-
ils, lorsqu'on verra ses lettres datées de Limoges ? »

Non ce n'était pas ce vain Roi d'Outre-Loire qui s'a-
vançait, des murailles de Dieppe, sur la route de Paris.
Il était là, à une trentaine de lieues de sa capitale,
dans la solide région du Nord, d'où l'éclat de ses
armes victorieuses allait rayonner par toute la France.

Le lendemain de l'arrivée des trois régiments, il
courut à cheval, tout d'une traite, à Gamaches, à neuf
lieues de Dieppe, donner la main à l'armée de secours.

Il était de retour deux jours après, et il fit commander
aux troupes, par le Maréchal de Biron, de se tenir prêtes
à marcher.

Le 12, les deux armées opérèrent leur jonction.

Le Roi partit le 21 d'octobre.

Le 23 débarquèrent les Députés des États de Hollande,
qui apportaient un prêt de 60,000 écus.

Le Roi revint plusieurs fois dans sa bonne Ville de
Dieppe. Il y vint faire panser une blessure reçue près
d'Aumale, dans les combats qui se suivirent.

Dieppe, jusqu'à la paix, ne cessa d'être son aide. Il en avait fait, pour ainsi dire, sa capitale de guerre.

Le Gouverneur Aymar de Chaste continua, sans peur et sans reproche, à servir la cause dont il avait été, dès les premiers moments, un des plus fermes appuis.

Telle fut, à la base du trône de Henri IV, la part de Dieppe.

Que l'on veuille bien, en considération de cette part à l'avènement, me permettre un mot sur ce règne d'où la France serait sortie forte entre toutes les nations, et prête à marcher, pour le bien public, à la tête de l'Europe, sans le coup de poignard.

Le Roi allait entreprendre de grandes choses.

Tant de combats et l'âge n'avaient point affaibli cette forte et sensible nature.

Le mot, que je vais dire, je l'emprunte à un de nos historiens, historien et non panégyriste.

« Il semblait que le Béarnais eût, de race, apporté, gardé la verdeur de la montagne, ce mystère de chaude vie que les Pyrénées versent dans leurs eaux. Il garda cela au tombeau. Sa dépouille, pendant deux cents ans, y resta telle qu'au premier jour. »

A cette peinture, faite par M. Michelet, j'ajoute :

A cette verdeur de la montagne, à ce mystère de chaude vie des Pyrénées, Henri, en venant s'appuyer à Dieppe, avait associé la rude nature du Nord, et cette volonté semblable à la succession des vagues, et ce coup-d'œil réfléchi, puis d'exécution, qui ne trompe guère : en un mot tout ce que l'on trouve réuni dans notre Amiral du Quesne.

L'Historien continue ainsi :

« N'eût-il pas eu cette vie forte, l'Europe le priait à genoux de la prendre, de se refaire jeune.

» Venise, dit un contemporain, adorait ce soleil levant ; quand on voyait un Français, tous les Vénitiens couraient après lui, criant comme les *Papimanes* de Rabelais : « L'avez-vous vu ? »

» A la cour de l'Empereur, on disait : « Qu'il ait l'Empire, qu'il soit vrai roi des Romains, et réduise le pape à son évêché ! »

» L'Électeur de Saxe faisait prêcher devant lui sur l'évidente analogie entre Henri IV et David.

» La Suisse avait imprimé un livre, intitulé : *Résurrection de Charlemagne.*

» L'affaissement de l'Espagne et de l'Angleterre elle-même, depuis la mort d'Elisabeth, avait mis le Roi si haut, que si on le voyait agir, on l'eût salué de toutes parts pour chef de la chrétienté.

» Plus que la chrétienté même. Les Mahométans d'Espagne voulaient être ses sujets.

» Position unique, qu'il devait moins à sa puissance qu'à sa renommée de bonté, de modération et de tolérance. »

Relisez, dans cette Histoire de France, au dix-septième siècle, le beau chapitre VIII intitulé : *Grandeur de Henri IV*. Quelle expansion de désir d'utilité publique !

A ce qui s'y trouve de la fondation de la colonie du Canada, je joindrai un mot que je recueillis l'an dernier, en conversant avec un savant qui s'est livré à de laborieuses et exactes recherches, concernant l'établis-

5

sement de nos colonies. « Le Canada, disait-il, est le pays, qui, par son climat, convenait le plus à des cultivateurs français. »

Je rappellerai avec quel dévouement Aymar de Chaste, pour répondre à la confiance du Roi, voulut aller à cette entreprise, dont il confia le labeur à Champlain. Quebec est d'origine normande, et particulièrement dieppoise. La pensée qu'eut Henri d'ouvrir les pays lointains à nos dissidences, à notre turbulence, s'exécutait dans cette *Nouvelle France*. La même idée s'offrit plus tard à la persévérante Angleterre. On sait que Cromwell avait eu le projet de s'embarquer pour l'Amérique.

La Charité chrétienne vint au Canada avec nos colons. L'hôpital de Quebec, où le sang français et le sang américain reçurent les mêmes secours, fut desservi, à son origine, par des Dames de Saint-Augustin, de l'Hôpital de Dieppe. Le même Ordre continue sa mission, dans notre ancienne colonie. Dieppe et Quebec conservèrent longtemps leurs relations de famille. La grande flotte, pour le Canada, partait tous les ans, au mois de mars, de notre port. Des liaisons existaient encore à la fin de la première moitié du siècle dernier : c'est ce que je vois dans des lettres écrites à mon grand-père, et dont plusieurs sont du Père François-Xavier de Charlevoix, auteur de l'*Histoire générale de la Nouvelle-France,* publiée en 1744. La liaison continue entre la Maison-Mère, de Dieppe, et l'Hôpital de Quebec ; mais, à part ce lien d'un ordre religieux, tout a cessé entre Dieppe et le Canada.

Si vous y portez votre attention, vous trouverez en germe dans ce règne les grandes choses qui, au milieu des nations modernes, feront la force, la prospérité, la gloire de la France.

Le *Prætorium* du camp du Roi, sous les murs de Dieppe, c'est-à-dire la chaumière, dont la représentation forme le frontispice de cet opuscule, redevient, après les combats, maisonnette des champs. Notre vaillant Henri l'eût sans doute revue telle avec plaisir, y eût départi quelques-unes des excellentes semences de ce *Théâtre d'Agriculture et Mesnage des Champs* que publia, en 1604, son bon ami Olivier de Serres, qu'il avait fait venir à Paris, frère de l'Historiographe; celui-ci, échappé à la Saint-Barthélemy, traduisait en latin Platon, et écrivait en même temps l'histoire des guerres civiles qui ensanglantaient la France : deux savants que Henri IV aimait. Le Roi lisait religieusement, une demi-heure par jour, le *Théatre d'Agriculture.*

J'ai donné plus haut la qualification de monument à cette chaumière. Je crois me rappeler qu'un beau lierre couvrait, bronzait de ses feuilles le pignon avant que, comme je l'ai dit, celui-ci eût été refait. L'escarpement de la berge a jusqu'à présent défendu, contre les accroissements du faubourg, ce toit rustique, qui fut consolidé, à ce qu'il paraît, à peu près au temps où l'on releva, dans Paris, la statue de Henri-le-Grand. L'injure là-bas était sortie de la tourmente sociale, elle venait ici du laps de temps qui affaisse les sommets mêmes des montagnes. Le moment approche où quelque construction moderne se posera sur ce champ de la tradition. Déjà, au retour de voyages, un Dieppois, conduit par le souvenir des parcs anglais, des plantations américaines, a donné, sur la pente de Neuville, un spécimen d'imitation, déjà l'ombre de ses arbres descend sur un coin du potager de la vieille chaumière. Puisse le fidèle

dessin, l'habile burin de Charles Ransonnette, conserver
la Maison d'Henri IV à l'avenir!

Voici des pièces extraites du Recueil général des
Édits, Déclarations, Lettres-Patentes et Arrests du
du Conseil d'État, donnez en faveur des habitans de
Dieppe. (*In-folio* imprimé à Dieppe, chez Pierre Pillon,
1700.)

CONFIRMATION *des Priviléges de la Ville de Dieppe, par
Henry IV, Roy de France et de Navarre, donnée au
Camp de Dieppe, au mois d'Août* 1589.

« HENRI par la grace de Dieu, Roi de France et de Navarre : A tous
presens et à venir Salut. Savoir faisons Nous avoir reçu l'humble
supplication de nos chers et bien Amez les Manans et Habitans de
Nôtre ville de Dieppe : Contenant que nos prédécesseurs Rois, les ont
perpetuellement et à toûjours affranchis de toutes Tailles, Impositions
Foraines, Quatrièmes, Gabelles, Aides, Subsides, etc. . . . .

. . . .

. . . .

Scavoir faisons, que Nous duëment informez du bon et fidelle
devoir que lesdits Bourgeois et Habitans ont toûjours fait, comme encore ils continuent, à la conservation de lad. Ville sous nôtre obéissance, et à la reception et manutention de nos Officiers et bons Serviteurs qui sont apresent réfugiez de leurs païs et maisons en ladite
Ville pour la sûreté de leurs personnes et biens, contre la force et violence de nos Ennemis rebelles qui détiennent apresent la plûpart de
nos Places, Villes et Châteaux de nôtre Province de Normandie, contre
nôtre autorité, et que lad. Ville est l'une de celles qui Nous sert de
retraite et à nos Serviteurs. Le secours qu'ils Nous ont libéralement
fait en ces troubles et remûment d'armes et tems d'infidélité ; ayant
estimé très-raisonnable les gratifier en recounoissance de leur fidélité,
devoir et service, afin de leur faire ressentir du fruit d'iceux, et leur
accroître avec le moïen, la volonté de continuer en ce bon devoir,

Avons, ausd. Bourgeois et Habitans, continué, confirmé, approuvé, ratifié et émologué, continuons, confirmons, ratifions et émologuons tous et un chacun lesdits Priviléges, Franchises, Libertez, Coûtumes, Aides, Usages, Concessions et Octrois à eux cy-devant, comme dit est, concédez pour en joüir par eux, et leurs Successeurs, etc. »

Par Lettres-Patentes données au Camp d'Arques, le Roi, crée des Prieur et Juges-Consuls en ladite ville, à l'instar de ceux de Rouen et de Paris.

Dans ce document, comme dans celui qui précède, non-seulement le bon devoir, dont ont usé les habitants de la ville est reconnu, mais Dieppe, que nous avons vue place de guerre, nous est montrée avec son grand commerce et trafic. L'exposé des motifs est curieux, on y sent d'ailleurs l'esprit de Sully : on y trouve la pensée du règne, la réforme des abus, l'intention d'une bonne administration de la justice envers le Tiers-État, un regard sévère sur ces subtilités et artifices que Blanchet attaquait avec l'esprit gaulois, dans sa bouffonnerie de 1490.

« HENRY par la Grace de Dieu Roy de France et de Navarre ; A tous presens et à venir *Salut*. Nos Prédecesseurs Roys de bonne et loüable mémoire, voulans pourvoir à l'abbréviation de grand nombre de procez qui régnoient et avoient cours entre les Marchands de ce Royaume pour le fait de la Marchandise, et leur faciliter et accélérer l'administration de la Justice pour leur commodité, sans leur être plus dilayé comme elle étoit par le passé, par la subtilité et artifice des Avocats et Procureurs qui rendoient les Procez immortels, et les Parties consommées en dépens à la poursuite, auroient étably és principales Villes de ce Royaume, et spécialement en nos Villes de Paris et Rouen, la Juridiction des Prieur et Consuls, pour juger indiféramment de tous procez et diférens mûs et à mouvoir, entre lesdits Marchands et autres, pour le fait de Marchandise, selon le Réglement qui en a été fait, et le pouvoir attribué ausdits Juges et Consuls pour cet effet. Lequel établissement jusqu'ici ayant eu lieu ésdites Villes, lesdits Marchands en ont reçû un grand soulagement en leurs affaires

et commodité de leur négociation et commerce entr'eux : Et desirant
nos bien Amez les Bourgeois et Habitans de nôtre Ville de Dieppe
s'éjouyr de pareille grace et décoration de Justice en leur dite Ville,
en laquelle ladite Jurisdiction est plus requise et nécessaire qu'en
nulle autre Ville de ce Royaume, pour le grand trafic et commerce qui
s'y fait à present entre les Marchands, tant de ladite Ville, qu'autres
Etrangers qui y affluent et habitent ordinairement. Nous, requérant
très-humblement leur vouloir icelle Jurisdiction octroyer, à l'instar
de celle établie en ladite Ville de Rouen, pour les susdites considérations : et les Habitans de laquelle à present, voire une grande partie,
tant de nos Officiers, que Marchands qui Nous sont serviteurs fidèles,
se sont refugiez audit Dieppe pour la sûreté et conservation de
leurs personnes et biens, Nous desirans gratifier lesdits Exposans autant qu'il Nous est possible, pour les susdites considérations, que
nous avons trouvées justes et raisonnables, et pour le bon devoir dont
ils ont usé et usent, à contenir et conserver ladite Ville sous nôtre
obéissance, qui sert à present de retraite assûrée pour nos bons Serviteurs de ladite Province, contre la force et violence de nos ennemis
rebelles. Et pour satisfaire à la supplication et requête qui faite Nous
a été, en faveur desdits Bourgeois et Habitans; Avons, etc. »

PRIVILÉGES *accordez aux Habitans du Pollet, par Henri IV,*
Roy de France et de Navarre, donnez à Dieppe au mois
d'Octobre 1589.

« HENRY, par la Grace de Dieu, Roi de France et de Navarre, A
tous presens et à venir *Salut.* Nous avons connu étant sur les Lieux
la fidélité et grande affectation que nos bien-Amez les Habitans du
Pollet de nôtre Ville de Dieppe ont porté et portent au bien de nôtre
Service, la grande dépense, pertes et ruines qu'ils ont souffert pour
se maintenir et conserver ladite Ville sous nôtre Obéissance contre les
forces et violences de nos Ennemis rebelles, s'étans vertueusement op-
posez à leurs pernicieux desseins et Siége, par eux mis devant ladite
Ville, où ils ont fait de grandes pertes de biens, au moyen de quoi
Nous les avons estimez dignes de récompense et gratification, afin de
leur accroître avec le moyen, la volonté de continuer en leur devoir
et fidélité, et se relever desdites pertes et ruines, entretenir, réparer
et fortifier ledit Pollet ; Scavoir Faisons, que Nous voulans qu'ils
jouïssent des mêmes Priviléges que ladite Ville ; Avons pour ces con-

sidérations et autres à ce Nous mouvans, inclinant libéralement à la Supplication et Requête qui nous a été faite par le Corps et Communauté de ladite Ville pour lesdits Habitans du Pollet, Avons Iceux Habitans affranchi et exempté, affranchissons et exemptons du tout à toûjours, Eux et leurs Huirs, de la contribution et payement de toutes Tailles, Creuës d'icelles, Subsides et Impositions pour jouir d'icelle exemption à l'instar et ainsi que font les Habitans de ladite Ville de Dieppe, et de la somme à quoi lesdites Contributions se pourront monter ; Nous leur en avons fait don et remise, à quelques sommes que lesdites Taxes se puissent monter, sans qu'ils soient ne puissent être taxez, ne compris au Département desdites Tailles, à la charge toutefois de contribuer avec lad. Ville pour leur part des emprunts et autres levées de deniers qui se pourroient ci-après faire en icelle, de rejetter et régaller par nos Officiers Habitants, et rejetter lesdites Tailles sur les Villes et Bourgs de Caudebec, Fécamp, Montivillier et Saint Valeri en Caux, et autres Paroisses, de ladite Election qui sont et ont suivi le parti de nos Ennemis rebelles. »

Le Roi donna 3,333 écus, à prendre, pendant neuf ans, sur la Doüane ou Imposition foraine, pour être employés aux fortifications de la Ville.

Huit ans après, dans des Lettres de Confirmation, datées de Rouen, 15 janvier 1597, la manifestation royale reste des plus explicites :

« Nos bien amez les Habitans du Faubourg du Pollet de nôtre Ville de Dieppe Nous ont fait remontrer, qu'en considération du Service qu'ils Nous firent lors du Siége de lad. Ville où Nous fûmes assiégez tost après la mort du feu Roy dernier, nôtre trés honoré Seigneur et Frere, et des excessives et insurportables pertes qu'ils recûrent en leurs biens et maisons des environs de lad. Ville, brûlez et ruinez à l'occasion dudit Siége, *voulons, entendons et nous plaist,* etc.»

Je le répète, rien n'est ôté à l'éclat de la Journée d'Arques, seulement ce combat est remis sous son véritable jour, une glorieuse affaire d'avant-poste, un contre cinq, devant une attaque en face, mais aussi contre une ruse tout-à-fait déloyale, qui pouvait triompher des plus braves.

Ce qui a contribué beaucoup à populariser l'idée d'une victoire décisive remportée à Arques, c'est le fameux billet, « Pends-toi, brave Crillon. » Ce billet, longtemps cherché, a été retrouvé dans les archives de M. le Duc de Biron. Il fut écrit huit ans après la Journée d'Arques, il est daté du 20 septembre 1597, au camp devant Amiens. M. Edouard Fournier, un dénicheur d'histoires, donne, dans son livre intitulé *l'Esprit dans l'Histoire*, une opinion très-probable sur la manière dont ce billet a été mis sur le compte de 1589.

Vicissitude des règnes! En mil six cent quatre-vingt-neuf, juste cent ans après que notre Henri avait eu dans Dieppe un bouclier impénétrable, Louis XIV fit déman-teler ce solide boulevard. Il n'y laissa qu'une simple ceinture, et que le vieux château, qui est conservé comme un poste de la côte. Vaine défense, des feux concentrés pouvant, du haut des monts voisins, impunément plon-ger, et faire taire toute défense de la ville.

Ce règne est hors de mon sujet, par conséquent ce serait ici un hors-d'œuvre que de considérer le motif qui porta Louis à ce démantellement.

Voici toutefois ce qu'en dit, en peu de mots, le prêtre Guibert (*Mémoires,* pour servir à l'histoire de Dieppe,) : — Le Roi, ne pouvant distraire de ses armées une garnison suffisante, et craignant que la ville ne tombât au pouvoir de ses ennemis, qui auraient alors toute facilité de mettre le pays à contribution jusqu'à Rouen, fit, sur l'avis du Conseil, démolir les ouvrages qui demandaient une forte garnison.

Le Commissaire, député pour cette affaire, trouva dans Dieppe 4,600 hommes en état de porter les armes, la garnison était de 100 soldats.

Le chroniqueur donne la raison probablement alléguée tout haut, mais probablement aussi il y en avait une autre, qu'on ne disait pas. — Le Roi devait craindre que la furieuse persécution faite, avant et après la révocation de l'Édit de Nantes, aux protestants de son royaume, n'amenât enfin la résolution de la résistance, dans une ville qui pourrait être livrée à la Ligue d'Augsbourg, par un fort parti resté peut-être dans la place. Bien des protestants n'étaient convertis qu'en apparence. Comme on le sait, Dieppe avait été, au Nord de la France, un grand foyer de protestantisme. Ne voyait-il pas se dresser là, devant lui, précisément du côté où la Ligue d'Augsbourg tenait la mer, un danger bien plus redoutable que ne l'avait été, en 1627, la guerre de La Rochelle? En 1674, il y avait eu un complot, tendant à livrer Dieppe aux Hollandais.

Dès 1560, la crainte que causaient les Réformés avait fait former le projet de démanteler la ville. Les protestants y avaient répondu, en achevant de fortifier la citadelle, en réparant les murailles de la ville, en creusant des fossés, en retenant l'eau de la mer sur les prairies, au moyen d'une écluse de fer, en creusant pour la cavalerie un abreuvoir, qu'ils avaient pavé avec les pierres d'une chapelle de la vieille église de Saint-Remi.

Cependant les Dieppois montraient du dévouement à Louis; ils lui avaient offert, au commencement de cette même année, 1689, — 40,000 écus, pour subvenir aux frais de la guerre.

Si, en 1689, lorsque la persécution avait fait partir les plus fermes soutiens de la religion réformée, on comptait encore dans la ville 4,600 habitants, en état de porter les armes, je n'ai pas élevé assez haut le nombre de la rude milice qui soutint Henri IV. Il est vrai que je n'ai eu guères en vue que les hommes éprouvés, pouvant marcher de front avec les meilleures troupes du Roi.

Vauban, dans les Raisons de 1699, pour de nouveau fortifier Dieppe (j'en ai cité quelques-unes), donne implicitement un grand blâme à l'avis du Conseil.

Nous sommes à cent ans de la Ligue de Mayenne, de Philippe II, de Sixte-Quint. On est naturellement porté à ces rapprochements, dans les leçons de l'Histoire.

Quand cessera *l'Histoire bataille?*

Ce fut par cette triste qualification d'un grand nombre de tableaux de l'humanité, que je commençai, il y a un an, cette *Maison d'Henri IV*. Différentes causes, qui n'intéressent pas le lecteur, en ont empêché l'achèvement dans l'année même. Et depuis, combien la guerre n'a-t-elle pas fait de nouvelles victimes? Elle ensanglante le Nord du Nouveau-Monde : des navires de fer s'y livrent des combats d'aveugles sur l'abîme, *Cæco contendere Marte;* les canons rayés, les canons Armstrong, d'autres encore peut-être y lancent à longue portée, de l'Ohio à l'Atlantique, la colère de la race de Japet; la fuite furieuse y détruit par le feu les récoltes de ce duvet dont la couleur égale celle du lis blanc, et que trois ·doigts seuls doivent cueillir, pour ne pas le gâter, et cependant sa mise en œuvre nourrit, vêt une grande partie de la famille humaine. Pourtant le vieil Eschyle a eu raison de nous montrer dans la torche de *Prométhée* les commencements de la civilisation.

APPENDICE.

Les guerres civiles, faites au nom de la religion, et dans lesquelles la masse marchait certes avec la foi, élargirent considérablement le champ d'action, l'importance du Tiers-État. Ce n'était plus la Commune féodale, suivant par obéissance son seigneur, ce n'était plus le bourgeois circonscrit à ses murailles; le plus grand nombre combattait au nom de la céleste patrie, et la patrie terrestre était fondée, elle était agrandie de tout le territoire où le sang des fidèles avait coulé.

Toutefois il ne faut guères comprendre que la bourgeoisie dans ce mouvement de la force expansive du peuple. L'homme des champs demeurait sur la glèbe, généralement du moins, car la ville et les champs ont leurs alliances.

Une ville est ordinairement plantée dans un sol qui lui convient. Elle se renouvelle, comme l'arbre, par ses racines, la sève monte. Faire d'une branche de chêne la couronne civique fut une idée juste. Une forte nature vient de temps en temps de la campagne à la ville. Le sang de la villageoise y donne, par l'union conjugale, de la fraîcheur, de la jeunesse.

L'histoire de la bourgeoisie est pleine de grandes

choses, pleine aussi de grandes défaillances. J'aimerais
à la suivre dans Dieppe, autour de Henri IV, dans tout
ce qui tient à la campagne de 1589.

Nous venons de voir des hommes de guerre. J'ai cité
leurs noms, leurs grades, des noms de grands capitaines.

Je voudrais nommer, faire connaître, par leurs actes
suivis, les bourgeois de Dieppe qui soutinrent libéralement le commencement de ce règne, si difficile à fonder.

Malheureusement nos archives municipales ne répon-
dent pas à mon désir. Indépendamment des causes qui,
ici comme par toute la France, ont détruit beaucoup
de documents de l'Histoire des Communes, un grand
malheur particulier, le bombardement de 1694, a ruiné
notre trésor de chartes, nos monuments écrits. Dieppe
fut un monceau de cendres. Quelques pièces seules
échappèrent à cette tempête de feu. Elles ne font plus
un corps, ce sont des épaves, pour ainsi dire.

Comment représenter maintenant les délibérations de
l'Hôtel-de-Ville? lorsque la Commune décida que la
Royauté de France serait par elle défendue, dans la personne de Henri IV; lorsque la grande armée de la Ligue
se développa sous ses murailles; lorsque les maisons, les
arbres furent abattus, pour voir l'ennemi à découvert;
lorsque le canon tonna au Polet, à Arques, à Dieppe;
lorsque l'incendie, allumé par Mayenne, au point du jour,
et sans qu'on sût encore sa fuite, acheva la ruine des
villages voisins : je voudrais au moins pouvoir esquisser
cette grande scène, écrire au-dessus de ces têtes de pa-
triotes leurs noms, leurs votes, faire du vote de chacun
une glorieuse devise.

Beaucoup de familles protestantes ont dû emporter
d'importants papiers.

Nos annalistes dieppois mentionnent quelques noms.

Ils citent des Lettres de Noblesse : c'est la liste des décorés, et la décoration était héréditaire.

Il est dit que les sieurs Gallye, Lemoyne, Blondel, Levasseur, Mainet demandèrent, après le départ du Roi, à se retirer, en représentant à la Commune qu'ils avaient altéré leurs biens et leur santé, pour remplir dignement les devoirs de leurs Offices.

Les sieurs Mainet, Blondel et Levasseur étaient Capitaines, Conseillers et Échevins.

Le nom Lemoyne paraît souvent dans des Actes de ce temps-là. La charge de Procureur fiscal et Syndic de la ville fut long-temps dans cette famille.

Le fief noble d'Auberménil appartenait à la branche aînée.

Au nombre des arrérages de rentes dûs par la ville, en 1589, une somme de 1 écu, au soleil, et 40 sols tournois, est portée payée à Noble homme Antoine Lemoyne, Escuyer, sieur d'Aubermenil et Anneville, lieutenant général en l'Amirauté de France, au siége de Dieppe.

M. d'Aubermenil, plusieurs années Procureur du Roi dans notre ville, et qui fut Membre de l'Assemblée législative en 1850, descendait d'Antoine Lemoyne.

LETTRES D'ANOBLISSEMENT :

François, Claude Detrepagny, Procureur du Roy au Bailliage d'Arques. — Services rendus pendant que le Roy étoit sous les murailles de Dieppe, Lettres de 1589. Sa famille a possédé le fief noble du Mesnil-Rebou, et le fief et la terre de Martigny, près d'Arques.

Guillaume Pinchon, Avocat fiscal au Baillage de

Dieppe, Lettres de 1589. (La date rattache ce nom au siége.)

David Gallye, Procureur Syndic de la ville et Capitaine d'une compagnie de bourgeois. — Lettres données au Camp devant Dieppe, 1589.

Nicolas Le Balleur, premier Échevin et Capitaine d'une compagnie de bourgeois. — Lettres de 1589. Grands services rendus à l'État à Dieppe, et en Angleterre, où il avait été envoyé en qualité d'Ambassadeur.

Cette famille a porté les noms de Boscherville, de Froberville et de Laferrière.

Guillaume Le Barrois, Capitaine lieutenant de cent arquebusiers à Dieppe. — Lettres données au Camp devant Dieppe, 1589.

Sa famille était de l'élection du Pont-de-l'Arche.

Tacquet. — Lettres de 1589. Cette famille s'est divisée en deux branches, dont chacune a eu un fief noble, l'un s'appelait du Tot, l'autre de Breteüil.

Declieu. — Lettres de 1589. Ses descendants ont été en possession des noms et des fiefs nobles de Neuvilette et de Derchigny.

Gabriel, Mathieu de Clieu, arrière petit-fils, porta et planta aux Antilles le premier pied de cafier d'où sont sortis tous les cafiers des Antilles. Son portrait est conservé à Derchigny, dans l'honorable famille de Clercy.

Le sieur de St. Martin, et son fils Charles de St. Martin, pour services rendus à l'État. — Lettres de 1590. Le père et le fils ont successivement occupé la place de Lieutenant général, en l'Amirauté de Dieppe. La famille a porté depuis le nom de Théroüanne, d'un fief situé à un quart de lieue de la ville. (Inconnu.)

David Mainet, Échevin et Capitaine d'une compagnie de bourgeois. — Lettres de 1592.

(Je donne ces qualifications de *Capitaines de compagnies bourgeoises*, d'après Guibert. Il se pourrait qu'il eût été trompé par le titre d'Officier, donné pour la gestion d'Offices de ville. Je vois, dans un registre de 1589, que David Valles, David Mainet, Pierre Martel, Nicolas le Balleur, Conseillers Échevins, recevaient des gages d'Officiers. — Ce n'est là qu'une simple observation.)

La famille Mainet a été long-temps dans les Offices de l'Hôtel de Ville.

Voici un marin. En 1741, un de ses descendants, commandant une petite frégate, rencontra un anglais plus fort que lui. Il fit le salut d'usage. L'anglais répondit par un boulet. (On était en paix.) Mainet coula à fond l'anglais.

Antolne Leseigneur, sieur de Reuville et de Viquemare, Président au bureau des finances de Normandie. — Par Lettres données au Camp devant Dieppe. Il est cité comme Dieppois.

Ces lettres sont de 1592. Cette année-là le Roi vint au mois de février, faire panser à Dieppe une blessure reçue aux environs d'Aumale. Le Maréchal de Biron l'accompagnait. Il paraît que les Ligueurs jetaient l'épouvante. Un grand nombre de familles de la campagne venaient, avec leurs familles et leurs biens, se réfugier dans Dieppe.

Michel Susanne. — Par lettres données à Dieppe, en 1593. Étant Receveur des Tailles, il avoit passé, au péril de sa vie, la rivière d'Arques, pour porter de l'argent au Roi, qui en avoit le plus grand besoin. Ses biens furent ravagés par les Ligueurs. La branche de Bréauté a eu le fief noble de la chappelle sur le Bourgey.

L'Astronome Nell de Bréauté, mort à la Chapelle du Bourgey en 1855, était un de ses descendants.

Il faut croire qu'Estancelin servit chaudement la cause. Il fit d'ailleurs son *Journal de la Ligue*. Il est dit avoir été Greffier de la Ville. Le Greffier de l'Hôtel commun était, en 1589, Maître Louis Morin.

Le sieur Ravetot paraît avoir été, parmi les catholiques, un citoyen des plus utiles, par la sagesse de ses conseils. (Voir M. Vitet, chap. ii, § xix.)

Le Roi envoya à la reine Élisabeth Philippe Dufresne, qui était de retour à Dieppe d'un premier voyage en Angleterre. Philippe Dufresne, par ces allées et venues, semble avoir été attaché à notre ville. Je me suis demandé si cet envoyé n'était pas de Fresne, qui fut ministre, et qui rédigea l'Édit de Nantes. Nos manuscrits écrivent Dufresne.

Il y avait à Dieppe, en 1589, un docteur en médecine, nommé Me Jacques Dufresne, peut-être un frère de Philippe.

Les Capitaines Demonts, Fournier, Gruren ou Gruzen et de l'Ecloche, étaient, selon toute apparence, de notre Milice. Il est question, plus d'une fois, du Capitaine Fournier, dans les expéditions faites au loin, contre la Ligue.

Je trouve, dans un manuscrit, que Neufchâtel fut, sur l'ordre du Roi, pris par les Capitaines Dallaigre, Demonts et Fournier, de Dieppe, qui conduisirent à l'attaque leurs compagnies, avec trois pièces de canon.

Un officier, nommé Fournier, commandait la droite, dans la sortie qui fut, avant celle des Écossais, exécutée contre le village de Bouteilles. (Mém. du Duc d'Angoulême.)

Un sujet de regret pour l'historien, c'est de ne pouvoir rappeler à la bonne mémoire des hommes ceux qui, ayant beaucoup mérité, sont tombés dans l'oubli.

Un protestant de Dieppe, nommé Planchon, marié trois fois, avait vingt-deux fils, tous à l'âge d'homme. Il les offrit à Henri IV, la veille de la Journée d'Arques. (Rotterdam, Manuscrit de la famille Planchon, réfugiée, lu par M. le Pasteur Albert Réville.)

D'après une lettre de Henri III, qui se trouve dans la Vie de H.-D. de Blainville, par M. Nicard, le Commandant du Château d'Arques, lors des combats et attaques de septembre 1589, devait être François du Crotay.

Cette famille donna de grandes preuves de sa fidélité sous les rois François Ier, Henri II, François II, Henri III, Henri IV. On croit qu'elle tenait quelque chose de l'Écosse, comme Sully.

L'illustre professeur d'Anatomie comparée, au Muséum d'Histoire naturelle de Paris, Henri-Marie Ducrotay de Blainville, né à Arques en 1777, enlevé à la Science en 1850, descendait directement du Commandant du Château.

MM. de Blainville, Lemoyne d'Auberménil, Nell de Bréauté, feu leur ami le Juge d'instruction Jean, prirent un grand intérêt à nos antiquités locales.

Allant ainsi des pères aux arrière-neveux, je fais comme le vieux Nestor, et même plus; car le vieillard d'Homère ne comptait que trois âges d'hommes.

DEUXIÈME APPENDICE

OU NOTES.

I.

Quant aux Annalistes dieppois que j'ai consultés, cités, j'ai nommé Asseline et Desmarequest. J'ai cherché des éclaircissements dans les Mémoires du Diacre Guibert, de Bichot, de deux catholiques anonymes, de deux protestants, pareillement anonymes, et dans des Annales que je crois être de Bréant, ancien fontainier de la ville. Le sieur Croisé a écrit aussi une histoire de Dieppe.

Le sieur Bréant était le grand-père de l'artiste, mort prématurément, qui aurait fait revivre dans Dieppe le goût des beaux ouvrages de bois.

J'ai lu plusieurs autres manuscrits, répétitions des principaux. Il y avait autrefois de bons bourgeois, qui aimaient à occuper leurs loisirs à ces transcriptions.

Desmarequest seul a été imprimé. Ses *Mémoires chronologiques*, en 2 tomes in-12, ont fait connaître à l'étranger l'Histoire de Dieppe.

Il est évident que je parle de ce qui est antérieur à la belle Histoire de M. L. Vitet.

J'ai écrit le nom de Desmarequest d'après la signature très-lisible de son père. J'avais suivi l'autorité paternelle, lorsque je me rappelai que notre historien signait Desmarquest.

Ce fut sur son acte de baptême, paroisse Saint-Jacques, année 1722, que je lus la signature de son père : je faisais quelques recherches, auxquelles M. Ansout, chef de bureau de l'État-Civil, et son collègue M. Paon, se prêtaient avec beaucoup d'obligeance.

Je dois dire qu'en relisant Bichot, qui écrivait en 1766, j'ai reconnu que la croix qui se trouve au haut de la côte de Neuville, sur la route d'Eu, ne se rattache pas à la mémoire du combat livré sous les retranchements du Polet. Cette croix, replantation faite dans la première moitié de notre siècle, remplace celle qu'une société de maîtres de bateaux du Polet avait élevée en 1777, sur cette route, alors nouvelle.

II.

Je me souvenais d'avoir noté, dans les restes de nos Archives municipales, une pièce concernant les dépenses de la guerre de 1589. M. Morin, Archiviste, voulut bien faire à ce sujet quelques recherches. Il me communiqua un Registre intitulé : *Deniers communs de la ville de Dieppe, pour une année finye le dernier jour de septembre* 1589. Ce registre ne fut clos que le 6 juin 1592, en la Chambre des comptes de Normandie, transférée à Caen.

Cela est une copie collationnée. L'original était signé des « Capitaine, Conseillers, Gouverneur et Echevins et Procureur sindic — De Chaste, Valles, Mainet, Pre Martel, Le Balleur et Gallye. » Quatre de ces noms sont déjà connus.

Dès le commencement de l'année, la ville se mettait en état de défense.

Les comptes de janvier, de février, de mars, d'avril, sont pleins de notes payées à des maîtres massons (orthographe du temps) et charpentiers, qui ont fait différents travaux aux fortifications, et d'achats de matériaux pour réparations et fortifications.

Soit en février, soit en mars, on bouche *neuf portes des quays, et quatre des portes du côté de la mer,* « affin d'éviter aux surprises qui pourroient avenir en temps de guerre..... civilles. »

On fait, en mars, un second *pont levant* à la porte de la Barre, des *canonnières* à la tour de la Poissonnerie, à la tour Jumelle, à la Tour couronnée.

Le 1er mai, le comptable paie à Vincent Larchevêque, maçon, 34 écus sol. 20 s. tournois (L'Écu au Soleil, commencé sous Louis XI, était à peu près à 23 karats 72 1/2 au marc, sous Henri III et Henri IV. Il en est parlé dans la note, page 32.), « pour avoir fait 2 parapets de gazon sur le jardin de la Tour couronnée, l'un tirant et regardant vers la vallée et chemin d'Arques, ayant de longueur 47 pieds, et environ de largeur de 10 pieds par bas, de 8 pieds par haut, et de hauteur du costé dudit jardin, 7 pieds, l'autre regardant vers le Camp du Pardon, de longueur de 44 pds sur largeur de 10 pds par bas, suivant l'acte d'adjudication à lui faitte au rabais en l'Hôtel commun de ladite ville. »

La Tour couronnée commandait, au pied du château, en face du Mont-de-Caux, le débouchement du vieux chemin de Rouen. Le Camp du Pardon, ancien camp et ancien cimetière des pestiférés, était dans une prairie, à peu près vis-à-vis de la rue actuelle des Tribunaux.

Le 27 mai, 3 jours, à 3 s. par jour, à 7 *hottronnes* (probablement des porteuses à la hotte), « pour avoir porté de la terre pour remplir les *gabyonnes* de dessus la Tour à Pigeons, » (cette tour qui aida si bien à éteindre le feu de Mayenne).

Il paraît que, dès le mois de juin, la Ligue menaçait Dieppe, et que l'on craignait du côté du port.

Le 23 juin, 68 écus sol. 40 s. tournois, « à Nicolas Gaillard, masson, pour ouvrages par lui faits de 2 parapets de gazon sur le rempart et place proche la Tour à Crabes, l'un tirant vers le Pollet et l'autre tirant vers le havre pour la sureté et défenses de lad. ville, pour résister aux incursions des entreprises que vouloient faire les rebelles et ennemis du Roy, qui prétendoient investir icelle ville. »

Le 16 juillet, 5 écus sol. à Louis Decoutance, « pour les peines et vacations d'avoir été, par le commandement du sieur Gouverneur, en la forest d'Arques, pour faire faire plusieurs pieux et facinnes pour aider à soutenir les plattes formes de icelle ville et de la Tour couronnée, Tour à Crabes et marets (marais) de ladite ville pour la tuition et défenses de ladite ville, et résister aux rebelles de Sa Majesté. »

Le 1er d'août Henri III est frappé à mort.

Voici le coût du service fait pour le roi :

21 août, « à Olivier Guerout, ciryer, demeurant en lad. ville de Dieppe, la somme de 38 écus sol. 1 s. tournois.... à lui ordonnée par lesdits sieurs Conseillers Échevins d'icelle ville, suivant leurs ordonnances.... du 21 août 1589, pour avoir, par ordonnance du sieur Commandeur et du Conseil, fait le luminaire de cire pour les funérailles célébrées en l'église Saint-Remy, de la mort avenue au Roy nostre souverain Seigneur que Dieu absolve, même pour avoir, par ledit Guerout, payé les gens de l'église ayant assisté et célébré le divin service.

» A Louis Lemirre et Fois Fillye, la somme de 5 écus sol. 20 s. tournois, pour avoir fait jusques au nombre de 4 douzaines d'armoiryes ou funerailles qui auroient été faittes et celebrées en la paroisse de Saint-Remy durant le mois d'août. »

Aux capitaines d'Ecusson et de Favet furent payés 90 écus sol. pour leur voyage au camp de Saint-Cloud, après la mort du Roi.

Le sieur d'Ecusson, que j'ai trouvé ailleurs nommé de Cusson, était

Lieutenant de M. de Chaste. Nous avons vu qu'il fut mis en observation sur la route de Martin-Église

Le sieur de Favet était le Major.

Ils allèrent prendre langue à la Cour, et faire connaître à Henri IV les excellentes dispositions du Commandeur de Chaste et de la ville de Dieppe.

Il appert par la note suivante que Dieppe comptait ses jours de siége à partir au moins du 22 septembre.

« A M^tre Geuffin Toustain, comtable, la somme de 20 écus sol.... à lui ordonnée par lesdits sieurs Conseillers Echevins d'icelle ville, suivant leurs ordonnances signées de leurs mains, dattées du 22 septembre 1589, pour pareille somme qu'il a avancée et payée par le commandement desdits Conseillers Échevins, à 3 hommes, pour la façon de grand nombre de Balles de plomb qu'il a convenu faire pour distribuer aux gens de guerre pendant le Siége de ladite ville, et que le Roy y étoit avec son armée. »

Il paraît que la conduite des fontaines était coupée le 25. Nos manuscrits disent que ce fut par les habitants, qui craignaient l'empoisonnement de l'eau, le registre dit que ce fut par l'ennemi.

Le 30 septembre, les Conseillers Échevins ordonnancent, au compte de Thomas Cauroy, diverses sommes dans lesquelles est comprise la paye de cinq hommes, « pour avoir tiré de l'eau au puits de l'Hôtel commun de la ville, à causes des fontaines qui auroient été bouchées par les rebelles de Sa Majesté, chacun 6 jours à 10 sols par jour. »

Le 7 octobre, cinq hommes sont aussi payés le même prix, pour pareil travail. — Il n'est plus question de ce puisage après le 7.

Cela se rapporte avec les dates données dans l'historique du Siége.

Mayenne était parti le 6, de grand matin.

Ce Registre contient d'autres détails curieux : toutefois je n'irai pas au-delà des notes que je viens d'en tirer, et qui, pour clorre mon sujet, me paraissent suffisantes.

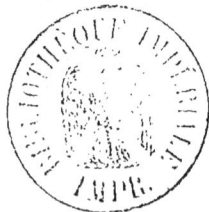

DIEPPE. — ÉMILE DELÉVOYE, IMPRIMEUR.

www.ingramcontent.com/pod-product-compliance
Lightning Source LLC
Chambersburg PA
CBHW050616210326
41521CB00008B/1277